건강한 사람들의 7가지 습관

건강한 사람들의 7가지 습관

프롤로그

안녕하세요. 의지박약사로 활동하고 있는 박일섭 약사입니다. 요즘 고령화 사회가 되면서 건강에 대한 관심이 증가하고 있습니다. 어떻게 하면 죽기 전까지 더 건강하게 살 수 있을까, 그리고 더 어리게 보일 수 있을까라고 고민하시는 분들도 점점 늘어나고 있습니다.

실제로 지인들이 제게 "건강의 비결은 뭐에요?"라고 가끔 질문하십니다. 그럴 때마다 저는 평소 건강한 생활습관을 지키는 것과 스트레스를 받지 않거나 또는 제때 해소하는 게 중요하다고 말씀드립니다. 너무 당연한 말이라 대화는 늘 싱겁게 끝나버렸지요.

저는 어떻게 하면 저의 생각을 좀 더 체계적으로 설득력 있게 전달할 수 있을까 고민하다가 이 책을 쓰게 되었습니다. 부족하지만 약대에 입학할 때부터 지금까지 공부한 20년간의 노하우가 담긴 책이니 천천히 읽어봐주시면 감사하겠습니다.

제가 건강의 비결을 그렇게 대답한 이유는 약국 손님들 중 가장 건강하게 보이는 분들의 특징이 바로 '건강한 루틴'과 '스트레스 해소'였기 때문입니다. 그 중 80대 어르신 두 분이 가장 기억에 남습니다. 저는 그분들이 80대가 아니라 60대라고 해도 믿을 것 같았습니다. 그만큼 그분들은 활력이 넘치고 어려보였습니다. 저는 그 이유가 너무 궁금해서 그분들과 일상 생활방식에 대해 자세한 이야기를 나누었습니다.

특징은 두 가지, 건강한 루틴과 즐거운 마음가짐이었습니다. 그분들은 이동할 일이 생겨도 자동차는 거의 타지 않습니다. 조금 먼 거리도 일부러 걸어가거나 자전거를 타고 움직입니다. 엘리베이터도 8층 정도까지는 근력 운동을 위해 걸어서 올라갑니다. 또 자주 가족들과 친구들을 만나 대화를 나누고,

장기나 바둑을 즐깁니다. 사람들 속에서 그 어르신들은 깊은 신뢰와 만족감을 느끼는 듯 했습니다.

그분들은 고혈압, 당뇨병 같은 만성질환이 아니라 감기, 불면증 때문에 가끔 약국에 오십니다. 처음에는 연세가 있어서 건강이 악화될까 걱정이 되었습니다. 그러나 그분들은 생각보다 거뜬히 염증과 피로를 이겨냈습니다.

스스로 고치는 힘, 자연치유력

그렇다면 왜 이런 결과가 나타나는 걸까요? 비밀은 우리 몸에 내재된 자연치유력에 있습니다. 우리 몸에는 스스로 회복하고 치유하려는 힘이 언제나 존재합니다. 많은 기능의학 전문가들은 이 점을 강조하며 "모든 진정한 치유는 자기치유에서 비롯된다"고 말합니다.

결국 좋은 생활습관은 우리 몸의 자연치유력이 원활히 발휘되도록 돕는 촉매제입니다. 균형 잡힌 식사, 규칙적인 운동, 충분한 수면 같은 좋은 습관들은 몸이 스스로를 고치고 회복할 수 있는 최적의 환경을 만들어 줍니다. 우리는 이 자기치유의 힘이 최대한 발휘되도록 매일 좋은 선택을 꾸준히 실천하기만 하면 됩니다.

생활습관은 최고의 명약

안타깝게도 현재 의료 시스템은 **"루틴이 보약이다"**라는 단순하지만 중요한 진실을 환자들에게 충분히 전달하지 못하고 있습니다. 많은 사람이 어려서부터 "아프면 병원에 가고 약을 먹으면 된다"고 배워왔고, 지금까지도 그렇게 믿고 살아갑니다. 물론 급성 질환이나 응급 상황에서는 약과 의료의 역할이 중요합니다.

그러나 고혈압, 당뇨병, 고지혈증 등 만성질환은 약만으로 완전히 해결되지 않으며 생활습관 개선이 반드시 병행되어야 합니다. 결국 건강은 유전 탓으로 돌릴 것이 아니라, 내 손으로 만드는 선택의 결과물입니다. 유전을 탓하며 체념하기보다는 오늘부터 작지만 의미 있는 생활습관 변화를 실천해보세요. 꾸준히 그런 실천을 쌓아 간다면 유전의 한계를 뛰어넘는 건강한 삶을 만들 수 있을 것입니다.

약사로서 마주한 현실, 그리고 새로운 길

약국에서 일하다 보면, 약을 꾸준히 드시는데도 상태가 좀처럼 나아지지 않거나 오히려 복용 약만 점점 늘어나는 환자분들을 자주 만나게 됩니다. 그럴 때마다 약사로서 마음 한켠이 무거워지며 이런 생각이 떠올랐습니다.

"이제는 치료보다 '예방'에 초점을 맞춘 새로운 패러다임이 필요하다."

그러던 중 저는 기능의학Functional Medicine이라는 분야가 이미 이러한 패러다임을 추구하고 있다는 것을 알게 되었습니다. 기능의학은 눈앞의 증상만 억누르는 대신, 몸 전체의 균형을 우선 살피고 질병의 근본 원인을 찾아 몸을 회복시키는 치료 방법입니다. 영양, 수면, 스트레스, 운동, 감정 상태 등 삶 전반의 요소들을 꼼꼼히 살펴 개인별 맞춤으로 조언해줍니다.

예를 들어 두통이 생기면 진통제를 건네는 데 그치지 않고, 스트레스나 영양 부족 같은 원인을 찾아 개선하려고 합니다. 저는 이제 약사의 역할도 달라져야 한다고 생각합니다. 약사는 환자를 가장 자주, 가장 가까이 만나는 건강 전문가이니 정기적으로 건강 상담을 통해 질병이 생기기 전에 자연 치유력을 키워줄 수 있도록 도와야 한다고 믿습니다.

많은 분들이 의사에게는 차마 말하지 못했던 생활 속 고민을 약사에게는 털어놓곤 합니다. 실제로 약국에서는 "가족과 직장 문제로 밤에 잠을 못 자요.", "입맛이 없어요.", "배가 자주 더부룩해요." 같은 하소연을 자주 듣게 됩니다. 저는 이러한 이야기 속에 처방받은 약의 효과를 높일 열쇠가 숨겨져 있다고 생각합니다.

그래서 약을 단순히 조제하는 것으로 끝내지 않고, 환자의 건강을 어떻게 회복시키고 질병을 예방할 수 있을지 늘 고민해 왔습니다. 기능의학 전문의 여에스더 박사는 약사가 기능의학을 실천하기에 적합한 전문가가 될 수 있다고 말했습니다. 그 이유는 약국에서 환자의 식사와 생활습관까지 자세히 물어볼 수 있고, 약사가 대학에서 배운 폭넓은 지식을 바탕으로 운동과 영양 상담도 충분히 해줄 수 있기 때문입니다.

이제는 정말 기능의학과 약학이 손을 맞잡아야 할 시점입니다. 그 흐름 속에서 최근 등장한 새로운 분야가 바로 기능약학 Functional Pharmacy입니다. 현대 의학과 기능약학은 여러 측면에서 차이가 납니다. 주요 차이점은 다음과 같습니다.

- **접근법**: 현대 의학은 겉으로 나타난 증상에만 초점을 맞추지만, 기능약학은 증상 뒤에 숨은 기능적 불균형의 원인을 찾아 바로잡는 데 주력합니다.

- **치료 목표**: 현대 의학은 병을 진단한 뒤 약이나 수술로 치료하는 것을 목표로 삼지만, 기능약학은 약물 사용을 최소화하고 자연 치유력을 회복하여 질병을 예방하는 데 중점을 둡니다.

- **환자 역할**: 현대 의학에서는 환자가 처방된 약을 그대로 복용하는 데 그쳐 비교적 수동적인 편이지만, 기능약학에서는 환자가 스스로 생활습관 개선에 적극 참여하여 능동적인 자기 관리자가 됩니다.

- **약물 사용**: 현대 의학은 증상을 조절하기 위해 한 가지 약을 장기간 복용하거나 여러 약을 함께 쓰는 일이 흔하지만, 기능약학은 꼭 필요한 최소한의 약물만 사용하고 생활습관 개선

과 영양 보충에 우선순위를 둡니다.

· **치료 범위**: 현대 의학은 급성 질환이나 응급 상황에 강하지만, 기능약학은 고혈압·당뇨 같은 만성질환이나 비만·불면증 등 생활습관병에 특히 효과적입니다.

· **전문가 역할**: 현대 의학에서는 대체로 의사 중심으로 이루어지는 경우가 많지만, 기능약학에서는 환자를 입체적으로 돌보기 위해 약사·운동 강사·영양사 등 다양한 전문가들의 협업을 지향합니다.

· **관리 형태**: 현대 의학에서는 증상이 생기면 환자가 병원을 찾아 일회성 진료만 받고 끝나는 경우가 많지만, 기능약학은 꾸준한 상담을 통해 식사·운동·수면 습관까지 관리하는 장기 동행 케어를 지향합니다.

기능약학, 약사의 새로운 가능성

기능약학에서 중심적인 역할을 맡는 사람은 기능약학적 관점을 실천하는 약사입니다. 저는 기능약학이 약물 치료에만 머무르지 않고, 식단과 운동, 수면과 스트레스 관리까지 통합적으로 조언하며 실천을 이끌어주는 새로운 치료 패러다임이 되리라 확신합니다.

예를 들어, 환자분이 복용 중인 약이 특정 영양소를 고갈시킬 우려가 있다면 그에 맞는 영양소 보충을 함께 제안할 수 있습니다. 또 혈압약을 그냥 드리는 데 그치지 않고 환자의 짠 음식 위주의 식습관을 살펴 저염 식단으로 바꾸는 방법까지 조언해드릴 수 있습니다.

이처럼 약과 생활을 함께 관리하면 약효는 높아지고 부작용은 줄어들며, 환자의 약물 의존도도 자연스럽게 낮아집니다. 건강한 삶은 결코 하루아침에 이루어지지 않습니다. 오랜 시간에 걸친 꾸준한 노력과 순간순간의 작은 선택들이 모여 비로소 완성되는 결과물입니다.

건강하게 오래 살고 싶다면 오늘부터 일상 속 작은 습관들을 실천해보세요. 매일 밤 충분히 잠을 자고, 가공식품 섭취를 줄이며, 신선한 재료로 집에서 직접 요리해 먹고, 햇볕을 쬐며 걷는 시간을 가져보세요. 자신의 감정을 살피는 일도 잊지 마십시오.

특별한 준비물이 필요한 것은 아닙니다. 그저 "이제부터는 달라지겠다."라고 마음먹고 시작하면 됩니다. 당신의 자연 치유력은 분명 응답할 것입니다. 비록 처음에는 변화가 미미하더라도 꾸준히 실천하면 몸은 반드시 반응합니다.

이 책은 바로 그 작은 선택의 힘에 대한 이야기입니다. 저는 질병을 단순히 "막는 것"을 넘어, 삶을 회복하고 자신을 돌보며 진정으로 건강해지는 여정을 함께 걷고 싶습니다. 오늘의 당신만이 내일의 당신을 더 건강하게 만들 수 있습니다.

목차

—

프롤로그_6

PART_1
건강에도 공략집이 있다면

건강에도 공략집이 있다면_24
유전의 벽을 넘어서_33
습관이 만든 병, 습관이 고친다_40

PART_2 습관 ❶
장이 편안해야 온 몸이 건강하다
A: Absorption

장은 알고 있다_52
위장은 단순한 소화기관이 아니다_60
유산균이 바꾼 삶_2
뇌를 맑게 하는 비밀은 장에 있다_82
쾌변이 건강을 지배한다_91

PART_3 습관 ❷
면역력은 매일 쌓아나가야 한다
B: Body Immunity

면역력은 매일 쌓는 나다움의 성벽이다_100
면역은 태도다_108
심장병이 알려준 진실_116
약만 믿다 건강을 잃지 않으려면_122
내 몸을 지키는 마음의 힘_130

PART_4 습관 ❸
독소가 쌓이면 병이 생긴다
C: Clean Detox

간도, 나도 쉬고 싶다_140
지금 간이 보내는 경고, 들리시나요?_147
정상이라도 안심은 금물_153
덜 먹고도 살이 안 빠진다면, 간부터 살펴보세요_159

PART_5 습관 ❹
잠은 대체불가능한 명약이다
S: Signal communication

스트레스는 적이 아니다_170
면역의 칼날을 다스리는 법_178
세포처럼 소통하라_184
몸이 보낸 편지, 왜 아무도 답하지 않았을까?_189

PART_6 **습관 ❺**
혈관이 막히면 죽고 통하면 산다
T: Transport

혈류가 살아야 건강도 산다_198
"정상"인데 왜 이렇게 피곤할까요?_204
혈당은 넘치는데 왜 이렇게 피곤할까?_210
몸의 숫자보다 중요한 것_223

PART_7 **습관 ❻**
여유 체력이 곧 신체 나이다
E:Energy

몸을 움직일 에너지가 없어요_230
살이 안 빠진다고요?_241
세포 회복 스위치를 켜라_249

PART_8 **습관 ❼**
구조가 무너지면 기능도 무너진다
P: Physical Structure

몸이 보내는 구조 신호_258
혈관이 건강해야 삶도 흐른다_267
기억을 되살리는 세포막의 힘_275
몸이 아프다면 구조를 먼저 살피세요_282

에필로그_290
참고문헌_297

PART 1
건강에도 공략집이 있다면

1-1
건강에도 공략집이 있다면
우리가 넘어서야 할 세 가지 벽

—

　마인크래프트 게임 공략집을 보며 공부하는 아들을 지켜보다가 문득 이런 생각이 들었습니다. '건강에도 공략집 같은 게 있으면 얼마나 좋을까?' 잠시 피식 웃음이 났지만, 곰곰이 따져보니 정말 누군가 그런 건강 공략집을 만들어 어린 시절부터 조금씩 가르쳐 준다면 평생 건강을 유지하는 데 큰 힘이 될 것 같았습니다.

　게임을 할 때 공략집이 있으면 덜 막막하듯이, 평생의 숙제인 건강 관리에도 그런 안내서가 하나 있다면 얼마나 든든할까라는 생각이 들었습니다. 사실 이런 생각은 처음이 아닙니다. 사회에 첫발을 내디딘 약사 초년 시절에, 선배 약사님이 스티본 코비의 『성공하는 사람들의 7가지 습관』을 권해주신 적이 있었습니다.

개인과 조직의 변화와 성과를 이끄는 일곱 가지 습관을 소개한 그 책을 읽으며, 저는 그 원리를 건강 관리에 적용하면 어떨까? 하고 자주 상상하곤 했습니다.

"만약 건강에도 '7가지 습관'의 공략집이 있다면 어떨까?"

이 물음은 내 머릿속에 긴 여운을 남겼습니다. 약사로 일하는 동안 저는 그 답을 찾아보려고 노력했고, 이제 제가 찾은 답을 여러분과 나누고자 합니다.

우리가 넘어서야 할 건강의 세 가지 '벽'

많은 사람들이 건강이 중요하다는 것을 알면서도 막상 실천에는 어려움을 겪습니다. 약국에서 수많은 환자들을 만나며 깨달은 세 가지 이유는 결국 제가 말하는 '보이지 않는 벽들'입니다. 어느새 우리 주변에 높이 솟아 있지만 정작 그 존재를 알아채기 힘든 장벽들입니다.

• **의존의 벽**: 건강은 의사나 약이 알아서 책임져줄 거라고 믿고, 정작 자신은 뒷전으로 미루는 경우가 많습니다. 이를테면 고혈압이나 당뇨가 있어도 생활습관 개선은 포기한 채 약만 챙겨 먹으면 된다고 안심하는 모습을 흔히 봅니다. 물론 현재의 의료 체계를 비판하려는 것은 아닙니다. 모든 분야에서 전문가의 의견은 존중받아 마땅합니다. 그러나 무조건 전문가에게만 의존할 것이 아니라, 내 건강을 스스로 지키겠다는 의지와 노력이 반드시 필요합니다.

• **유전의 벽**: 많은 사람이 "부모님이 고혈압이셨으니 나도 어쩔 수 없겠지"라며 건강을 체념해버립니다. 유전은 우리 건강을 좌우하는 큰 요인처럼 느껴지지만, 사실 후성유전학 epigenetics이라는 분야는 다른 이야기를 들려줍니다. 유전자는 삶의 청사진일 뿐, 그것을 실제로 어떻게 구현할지는 우리의 선택과 환경에 달려 있다는 것입니다. 꿀벌은 유전자가 같더라도, 무엇을 먹느냐에 따라 삶이 완전히 달라집니다. 같은 유전자를 가진 유충이 내내 로열젤리만 먹으면 여왕벌이 되고, 며칠 후 꿀과 꽃가루를 먹기 시작하면 일벌이 됩니다. 이처럼 생활환경과 식습관은 유전자 발현을 조절하는 힘을 가집니다. 건강은 절대 운명만으로 정해지지 않습니다. 유전이라는 벽은 생

각보다 더 쉽게 균열이 생기고, 우리의 작은 실천 하나하나가 그 벽을 무너뜨리는 강력한 도구가 됩니다. 타고난 체질을 탓하기보다, 지금 당장 내가 할 수 있는 변화를 실천하는 것이 더 중요합니다.

• **습관의 벽**: 스스로와의 싸움입니다. 결심은 하지만 작심삼일로 끝나기 쉽습니다. 바쁜 일상에 치여 운동이나 충분한 수면 같은 좋은 습관은 금세 뒷전으로 밀려나곤 합니다. 우리 모두 인스턴트 음식, 맵고 짠 자극적인 음식, 탄산음료나 술, 담배가 건강에 해롭다는 사실을 머리로는 잘 알고 있습니다. 운동을 하고 충분히 쉬어야 한다는 것도 이해합니다. 하지만 아는 것과 행동하는 것은 별개입니다. 건강한 생활을 며칠 실천하다가도 언제 그랬냐는 듯 예전의 생활 패턴으로 돌아가기 일쑤입니다.

변화는 벽을 깨는 사소한 실천에서 시작된다 – 약사가 경험한 상담 사례

이론으로만 들으면 막연하게 느껴질 수 있으니, 실제 사례를 하나 소개해 드리겠습니다. 제 약국에 건강 상담을 받으러

오신 50대 여성 분이 있었는데, 그녀는 만성 피로와 소화 불량, 그리고 원인을 알 수 없는 체중 증가로 오랫동안 고생하고 있었습니다.

정작 본인은 "나이가 들어서 그런가 보다" 하고 대수롭지 않게 여기고 있었지만, 생활습관을 들어보니 문제의 원인이 한눈에 보였습니다. 아침 식사는 늘 커피 한 잔으로 걸렀고, 점심도 바쁘다는 이유로 빵으로 때우기 일쑤였습니다. 저녁이 되면 하루의 피곤을 달래려고 가볍게 한두 잔 술을 마셨고, TV 앞에 누워 휴식을 취하다 잠들기 전까지 스마트폰을 손에서 놓지 못하는 생활을 반복하고 있었지요.

저는 우선 이분과 상의하여 생활습관부터 하나씩 바꿔보기로 했습니다. 우선 거르기 일쑤였던 아침 식사를 단백질 위주로 챙겨 드시도록 했습니다. 오후 간식으로 찾던 달콤한 과자 대신 한 줌의 견과류를 드시는 습관을 권장했습니다. 저녁에 즐기던 음주는 최대한 줄이되, 대신 식사 후 가벼운 산책을 매일 실천하시도록 도와드렸습니다.

그리고 잠자리에 들기 전엔 스마트폰 대신 간단한 스트레칭이나 독서를 하며 몸과 마음을 이완하도록 지도해 드렸습니다. 아울러 부족하기 쉬운 영양소를 보충하기 위해 프로바이오틱스(유산균제)와 비타민 D와 같은 영양제도 함께 섭취하도록 했습니다. 몇 달간 이러한 변화들을 꾸준히 실천한 결과, 그녀의 몸에는 놀라운 변화가 일어났습니다.

별다른 다이어트를 하지 않았는데도 체중이 자연스럽게 줄었고, 항상 높게 나와 걱정이었던 혈당과 혈압 수치도 차츰 안정되어 정상 범위로 돌아왔습니다. 무엇보다 매일 괴롭히던 만성 피로가 말끔히 사라졌고, 얼굴 표정부터 생기가 넘치게 변했습니다. 본인 역시 "몸이 가벼워지고 활력이 돈다"며 변화된 상태를 실감하고 무척 기뻐했습니다.

사실 이러한 변화를 지켜보며 저 역시 큰 보람을 느꼈습니다. 왜냐하면 약사인 저 자신도 한때는 잘못된 생활습관 때문에 건강을 잃었던 경험이 있기 때문입니다. 약국 일에 몰두하느라 식사를 거르고 늦게까지 일하다 보니, 어느 순간 극심한 피로와 잦은 소화불량에 시달리며 몸이 무너지는 것을 느낀 적이 있었습니다.

다행히 기능약학의 접근법을 알게 되면서 저 역시 식습관을 고치고, 운동을 생활화하고, 스트레스를 줄이는 작은 실천들을 시작했습니다. 그러자 서서히 예전의 활력을 되찾을 수 있었고, 그 경험을 통해 저는 작은 습관 변화의 힘을 누구보다 절실하게 깨닫게 되었습니다.

오늘부터 바로 실천할 수 있는 3가지 작은 변화

긴 여정을 시작하는 데 거창한 계획은 필요 없습니다. 지금부터 당장 실천할 수 있는 작은 변화 몇 가지를 소개해 드리겠습니다. 아주 사소해 보이는 일부터 하나씩 따라해 보세요.

- **작은 목표부터 시작하기**: 엘리베이터 대신 하루에 한 층 정도 계단 오르기, 커피 대신 물 한 잔 더 마시기처럼 작지만 실천 가능한 목표를 세워보세요. 너무 무리한 계획을 세우기보다 이렇게 작은 성공을 하나씩 쌓아 가는 것이 변화의 가장 좋은 출발점입니다.

- **환경 바꾸기**: 좋은 습관은 좋은 환경에서 만들어집니다. 냉장고를 열었을 때 제일 먼저 신선한 채소가 눈에 띄도록 앞자리에 두고, 책상 위에는 항상 물병을 준비해 두세요. 식사 후에는 가족과 함께 집 주변을 산책하는 시간을 정해 보는 것도 좋습니다. 이렇듯 생활 환경을 조금만 바꾸면 자연스럽게 몸에 이로운 행동을 더 자주 하게 되고, 나쁜 습관은 멀어지게 마련입니다.

- **스스로 다독이기**: 건강한 생활을 지키는 데 완벽을 기하려고 애쓰지 마세요. 잘 실천한 날에는 자신에게 아낌없이 칭찬을 보내고, 실수한 날에는 "괜찮아, 내일 다시 시작하면 돼" 하고 스스로를 격려하세요. 완벽하지 않아도 괜찮습니다. 중요한 것은 자신을 다독여가며 꾸준히 나아가는 것입니다.

작은 변화가 모여 만드는 건강한 내일

기억하세요. 우리의 건강은 결국 오늘 시작한 작은 변화에서부터 출발합니다. 건강을 해치는 습관의 벽이 하루아침에 쌓인 것이 아니듯, 그 벽을 허무는 데도 시간이 걸립니다. 하지만 분명한 것은, 오늘의 작은 실천 하나하나가 모여 내일의 더 건강한 나를 만든다는 사실입니다.

예를 들어 물 한 잔 더 마시는 것, 엘리베이터 대신 계단을 오르는 것, 매일 10분이라도 산책을 하는 것, 잠들기 10분 전에 스마트폰을 내려놓는 것… 이처럼 사소해 보이는 행동들이 쌓이고 쌓여 어느새 당신을 더 건강한 삶으로 이끌어줄 것입니다. 그러니 지금, 눈앞에 보이는 습관의 벽에 아주 작은 금 하나를 내보세요. 그 금이 시간이 지나며 점점 커져 결국에는 건강한 삶으로 통하는 문이 되어줄 것입니다. 당신은 이미 변화의 첫 걸음을 내디뎠습니다. 그리고 그 한 걸음을 내디딘 것만으로도 이미 큰 의미가 있고, 무척 소중한 일입니다.

1-2
유전의 벽을 넘어서
내 건강은 내가 선택한다

—

"유전자는 정해진 운명이 아니다!"

- 『유전자 클린 혁명』 중에서

중년의 직장인 U씨는 얼마 전 약국 카운터 앞에서 깊은 한숨을 내쉬었습니다.

"부모님 두 분 다 당뇨랑 고혈압이 있으니, 저도 결국 그렇게 되겠죠…."

그는 걱정 어린 목소리로 말하며, 자신의 건강을 유전이라는 높은 벽 너머에 이미 포기해버린 듯한 모습이었습니다.

저는 약사로서 그런 체념의 마음이 얼마나 무거운지 잘 알고 있습니다. "건강은 결국 타고나는 것"이라고 여기는 분들이 주위에 많지요. 하지만 후성유전학이라는 새로운 과학이 그 굳은 믿음을 뒤흔듭니다. 저는 U씨에게 후성유전학의 개념, 즉 "유전자가 곧 운명이 아니며, 생활습관에 따라 유전자의 작동이 달라질 수 있다"는 사실을 설명해 드렸습니다. 그 말을 들은 U씨의 눈빛부터가 달라졌습니다. 마치 유전이라는 거대한 벽에 작은 균열이 가기 시작한 듯했습니다.

후성유전학: 유전자를 켜고 끄는 보이지 않는 손

유전자는 부모님께 물려받은 우리 몸의 청사진입니다. 그러나 이 청사진이 곧바로 우리의 인생을 결정하지는 않습니다. 그 이유는 후성유전학 epigenetics 덕분입니다. '후성(後成)'이란 말 그대로 후천적인 영향을 뜻하는데, DNA 염기서열(청사진 자체)이 변하지 않아도 생활습관과 환경에 따라 유전자의 스위치가 켜지거나 꺼질 수 있다는 것을 후성유전학은 보여줍니다.

쉽게 말해, 눈에 보이지 않는 손이 유전자를 슬쩍슬쩍 껐다 켰다 하면서 우리 몸 상태에 변화를 줄 수 있다는 얘기지요. 똑같은 유전자를 타고난 일란성 쌍둥이도 한 사람은 우울증에 시달리는 반면, 다른 한 사람은 활기차게 살아가는 경우가 있습니다. 결국 두 사람의 차이는 환경과 생활습관의 차이에서 나온 것입니다.

이렇듯 유전자가 같아도 어떤 삶을 사느냐에 따라 건강 결과는 크게 달라질 수 있습니다. 실제로 운동을 하면 몸속 수천 개 유전자의 스위치가 활성화되어 신진대사가 활발해집니다. 반대로 만성적인 스트레스나 독소에 노출되면 암을 억제하는 유전자의 스위치가 꺼지거나, 해로운 유전자가 잘못 켜질 수도 있습니다.

미국의 기능의학 전문가 제프리 블랜드 박사는 그의 저서 『질병은 없다』에서 "만성 질환의 대부분은 유전적 요인보다 후천적 유해 요인에 의해 유발된다"고 강조합니다. 즉 "병에 취약한 유전자"를 타고났다고 해도 어떻게 사느냐에 따라 그 유전자는 평생 잠든 채로 있을 수 있다는 것이지요. 실제로 부모에게 당뇨병이나 심장병 위험을 물려받았더라도, 본인이 식단 관리와 운동을 열심히 하면 병의 발병을 막거나 늦추는 경우도 많습니다.

메틸화: 유전자의 스위치를 조절하는 화학 장치

이러한 유전자 스위치의 작동 변화를 이해하는 데 중요한 개념이 DNA 메틸화입니다. 메틸화는 일종의 화학적 스위치

조절로, DNA에 **메틸기**^(methyl group)라는 작은 분자가 달라붙으면 해당 유전자가 꺼지고, 떨어지면 다시 켜지는 원리입니다. 마치 전등 스위치에 뚜껑을 덮어^(off) 불을 끄고, 뚜껑을 열어^(on) 불을 켜는 것과 비슷하지요.

건강한 생활습관을 통해 이러한 메틸화 과정을 활용하면 좋은 유전자는 켜고 나쁜 유전자는 끌 수 있습니다. 반대로 스트레스, 흡연, 환경오염물질 등은 유전자 스위치를 나쁜 방향으로 움직여 우리 몸에 해로운 영향을 줄 수 있습니다.

생활습관으로 깨우는 유전자: SIRT1과 COMT

생활습관이 영향을 미치는 유전자들 가운데 자주 언급되는 예로 SIRT1(흔히 '젊음의 유전자')과 COMT(스트레스 조절 유전자)가 있습니다. 좋은 습관을 통해 '잠든 스위치'를 켤 수 있는 대표적인 유전자들이죠.

- **젊음의 유전자 SIRT1**

하버드의 데이비드 싱클레어 박사는 SIRT1 유전자가 세포 노화를 늦추고 수명을 늘리는 데 핵심적인 역할을 한다고 밝혔습니다. 그래서 SIRT1을 흔히 "젊음의 유전자"라고 부릅니다.

레스베라트롤(적포도 껍질에 풍부한 항산화 성분)이나 간헐적 단식, 칼로리 제한 등의 건강 습관은 SIRT1의 스위치를 켜 세포 회복을 돕고 노화를 지연시킵니다.

이 글을 읽고 농담으로 한 마디 해볼 수도 있겠네요. "오늘 밤 와인 한 잔? SIRT1을 위한 건배!" 물론 과음은 금물입니다. 우리 몸의 스위치는 천천히, 부드럽게 켜는 것이 중요하니까요.

· 스트레스를 조절하는 COMT

COMT 유전자는 몸속에서 스트레스 호르몬(예: 아드레날린)을 분해하는 효소의 활성을 조절합니다. 어떤 사람은 COMT가 빨리 작동해서 위기 상황에서도 금세 평정을 찾지만, 어떤 사람은 COMT의 작동이 느려 긴장과 불안이 오래 가기도 합니다.

하지만 COMT 작동이 느리다고 너무 걱정할 필요는 없습니다. 생활습관으로 충분히 보완할 수 있으니까요. 커피 같은 카페인 음료는 줄이고, 명상이나 요가, 심호흡 등으로 마음을 다스리며 밤에는 푹 쉬세요. 이러한 습관들은 COMT 유전자의 균형을 맞추는 데 큰 도움이 됩니다. 결국 유전자는 타고난 성향에 불과하고, 그것을 약으로 만들지 독으로 만들지는 우리의 손에 달려 있습니다.

내가 선택한 건강, 내가 지키는 삶

—

"내 건강을 남에게 맡길 것인가, 스스로 책임질 것인가?"

– 『환자 혁명』 중에서

유전 앞에서 체념하던 U씨도 며칠 뒤 내가 들려준 이야기를 곱씹은 끝에 이렇게 말했습니다. "결국 제 건강은 제가 어떻게 하느냐에 달린 거군요." 맞습니다. 유전은 바꿀 수 없어도 유전자의 작동 방식은 우리가 바꿀 수 있습니다. 그리고 그 열쇠는 다름 아닌 우리의 식사, 운동, 수면, 마음가짐에 달려 있지요.

지금 시작할 수 있는 건강한 선택들

—

- **식습관 개선**: 엽산과 비타민 B군 등 영양소가 풍부한 채소, 과일, 생선을 골고루 드세요. 시금치, 브로콜리 같은 녹색 채소와 생선, 견과류에 이러한 영양소가 많습니다.

- **꾸준한 운동**: 일주일에 3번 이상, 약간 땀이 날 정도로 몸을 움직이는 운동을 해보세요. 걷기, 조깅, 자전거 타기, 수영 등 좋아하는 운동을 꾸준히 하면 유전자에도 좋은 영향을 줍니다.

- **스트레스 완화**: 명상이나 요가 등으로 마음에 쉼표를 찍고, 하루 10분 정도 눈을 감고 깊이 호흡해보세요. 그리고 무엇보다 충분한 수면으로 지친 몸과 마음을 꼭 재충전하세요.

- **독소 줄이기**: 담배는 반드시 끊고, 술은 줄이세요. 맑은 공기를 마시며 깨끗한 환경에서 지내도록 노력하세요. 예를 들어 미세먼지가 심한 날엔 외출을 삼가고 간접흡연도 피하는 것이 좋습니다.

이처럼 작은 실천들이 쌓이면 유전이라는 단단한 벽도 서서히 무너질 것입니다. 우리가 타고난 유전자는 옷을 지을 때 쓰는 실에 불과합니다. 그러나 그 실로 어떤 옷을 만들지는 전적으로 우리 자신에게 달려 있습니다. 그러니 오늘부터 마음속으로 이렇게 다짐해보세요.

"유전의 장벽에 좌절하지 않고, 내 건강의 운전대를 내가 잡는다."

당신의 건강, 당신의 선택. 그 누구도 아닌 당신이 주인공입니다.

1-3
습관이 만든 병, 습관이 고친다
건강을 회복하는 7가지 리셋 전략

―

 혹시 "요즘 왜 이렇게 피곤하지?" 하는 생각이 들 때가 있으신가요? 아침에 눈을 뜨자마자 스마트폰부터 확인하고, 출근길에는 커피 한 잔과 빵으로 허기를 달랜 뒤, 퇴근하고 나서는 소파에 쓰러져 TV를 보다가 잠드는 생활….

 이런 일상이 낯익게 느껴지신다면 아마도 무심코 반복해온 작은 습관들이 몸에 피로를 쌓아온 것일지도 모릅니다. 사실 우리의 이런 생활 패턴은 어느 날 갑자기 시작된 것이 아니라, 무심코 반복한 사소한 습관들이 쌓이고 쌓여 만들어진 결과입니다.

 그 사소한 습관들이 모이면 마치 하나의 커다란 '벽'처럼 우리의 건강을 가로막게 됩니다. 저는 이 보이지 않는 장애물을 '습관의 벽'이라고 부릅니다. 다행히도 이 벽은 영원하지 않습니다. 문제를 깨닫고 작은 변화라도 실천하기 시작한다면, 단단해 보이던 습관의 벽도 충분히 허물 수 있습니다. 지금부터 그 벽을 허물기 위해 우리가 피해야 할 습관들과, 건강을 되찾는 구체적인 전략을 하나씩 살펴보겠습니다.

건강을 해치는 7가지 습관

현대인의 편리한 생활 속에는 건강을 위협하는 함정들이 도사리고 있습니다. 특히 많은 분들이 무심코 저지르고 있는 다음의 7가지 잘못된 생활습관은 우리 건강에 서서히 악영향을 미칩니다.

• **탄수화물 중독**: 흰 쌀밥이나 달콤한 빵, 과자 등 정제된 탄수화물에 치우친 식사는 혈당을 급격히 올렸다가 곧 급격히 떨어뜨리기를 반복합니다. 혈당이 이렇게 요동치면 금세 더 큰 피로와 공복감을 느끼게 되고, 장기적으로는 당뇨병이나 비만 같은 대사 질환의 씨앗이 되기도 합니다.

- **알코올 의존**: 매일 밤 습관처럼 마시는 한두 잔의 술이라도 건강에는 적지 않은 부담을 줍니다. 알코올은 간과 위장을 지치게 만들고, 깊은 잠을 방해하여 수면의 질을 떨어뜨립니다. 그 여파로 다음 날 컨디션이 나빠지고 피로가 누적되는 악순환이 생기기도 합니다.

- **휴대폰 중독**: 잠자리에 누워서까지 스마트폰 화면을 들여다보는 습관은 뇌를 과도하게 각성시켜 숙면을 방해합니다. 밤늦게까지 이어지는 각종 알림에 자꾸 눈을 뜨다 보면 수면이 토막토막 끊기기 십상이지요. 스마트폰의 강한 화면 불빛(블루라이트)은 수면을 유도하는 호르몬 분비까지 억제해 깊은 잠을 더 어렵게 만듭니다. 결국 아침에 일어나도 개운하지 않고 만성 피로에 시달리게 됩니다.

- **만성 스트레스**: 회사 일에 치이고 끝없이 걱정을 달고 사는 만성적인 스트레스 상태는 우리 몸의 중요한 호르몬 균형을 무너뜨립니다. 그 여파로 몸 곳곳에 만성 염증이 생기고 면역력은 떨어져 각종 질환에 취약한 상태가 되지요. '스트레스는 만병의 근원'이라는 말이 괜히 나온 게 아닙니다.

- **수면 부족**: 매일 잠이 한두 시간씩 모자라는 생활을 지속해 보세요. 얼마 지나지 않아 몸에 이상 신호가 오기 시작할 것입니다. 수면 부족이 누적되면 신진대사에 문제가 생겨 체중이 증가하기 쉽고, 뇌의 휴식이 부족해 집중력과 기억력은 저하됩니다. 기분도 가라앉아 우울감을 느끼기 쉽고, 장기적으로는 심장 질환 위험까지 높아진다는 연구들도 있습니다.

- **운동 부족**: 하루 종일 앉아서 지내는 생활은 우리 몸을 점점 약하게 만듭니다. 움직임이 부족하면 대사가 느려지고 근육량은 줄어들며, 혈액순환이 잘 안 되어 신체 곳곳에 에너지가 제대로 공급되지 않습니다. 꾸준히 운동하지 않으면 조금만 움직여도 쉽게 지치고 예전보다 활력이 떨어진 자신의 모습을 발견하게 됩니다.

- **환경 독소 노출**: 일상 속 보이지 않게 우리 몸에 쌓이는 독소들도 건강을 위협합니다. 가공식품에 들어있는 인공 첨가물, 플라스틱 용기에서 스며오는 화학물질, 대기 중 미세먼지 등 각종 환경 독소들이 대표적입니다. 이러한 물질들이 체내에 축적되면 만성 염증을 유발하고 호르몬 균형을 무너뜨려, 겉보기에는 괜찮아 보여도 속으로는 서서히 건강을 해치는 결과를 낳

습니다.

　이처럼 우리 생활 곳곳에 자리 잡은 나쁜 습관들은 서서히 몸을 망가뜨리지만, 다행히 이를 바로잡을 방법도 있습니다. 저는 이러한 문제들을 해결하기 위한 해답으로 건강한 생활습관 형성에 주목했습니다. 저는 약사로서 스티븐 코비의 '7가지 습관'을 기능약학이라는 렌즈로 다음과 같이 재해석해보았습니다.

건강을 위한 7가지 습관 공략법

1. 내 건강의 주인은 '나'다 (주도성)

　50대의 한 남성 환자가 고혈압과 당뇨로 약을 복용하면서도 생활 개선은 포기한 채 지내고 있었습니다. 본인은 "유전이라 어쩔 수 없다"고 체념한 상태였습니다. 제가 그분과 상담을 거듭하며 하루 10분 걷기 운동부터 다시 시작해 보자고 권했습니다. 그러자 그 작은 변화가 체중 감량과 혈당 안정으로 이어졌습니다. 결국 그는 더 이상 수동적으로 병에 끌려다니는 환자가 아니라, 자기 건강의 주체이자 주인이 되었습니다.

2. 끝을 생각하며 시작하라 (목표 설정)

당뇨를 앓는 한 환자분은 "손주 돌잔치에서 케이크 한 조각을 마음껏 먹고 싶다"는 소박한 바람을 갖고 있었습니다. 이 바람은 그분께 훌륭한 건강 목표가 되었습니다. 막연히 혈당 수치를 낮춰야겠다는 것보다, 손주의 돌잔치에서 케이크를 마음껏 먹는 미래의 장면을 그려 보는 것입니다. 이렇게 구체적인 목표를 상상하면 마음에 동기가 불붙고 행동으로 옮기기가 훨씬 수월해집니다.

3. 소중한 것을 먼저 하라 (우선순위 조정)

바쁘다는 핑계로 건강 관리는 늘 "나중에"로 밀리기 쉽습니다. 회사 일이나 집안일에 쫓겨 운동과 수면을 뒷전으로 미룬 경험이 누구에게나 있을 것입니다. 그러나 급한 일보다 소중한 일을 먼저 하는 용기가 필요합니다. 하루 30분 운동 시간을 일정표에 넣고, 식사 시간에는 온전히 식사에만 집중하며, 충분한 수면을 최우선으로 확보해야 합니다. 당장 눈앞의 급한 일들에 치여 건강을 소홀히 하면 안됩니다.

4. 윈-윈을 생각하라 (기쁨과 건강의 공존)

맛있는 음식을 완전히 포기하지 않고도 건강하게 먹을 수 있습니다. 조리법을 약간만 바꾸면 좋아하는 음식을 더 건강하게 즐길 수도 있습니다. 운동도 마찬가지입니다. 억지로 의무감에 하지 말고, 스트레스를 풀어줄 수 있는 나만의 힐링 시간으로 만들어봅시다. 사실 좋아하지 않는 일은 누구라도 오래 지속하기 힘듭니다. 건강을 위한 행동이 즐거움까지 준다면 그 실천은 훨씬 오래 꾸준히 이어질 것입니다.

5. 먼저 이해하고, 다음에 이해시켜라 (몸과 소통하기)

피로, 불면, 통증은 모두 몸이 보내는 메시지입니다. 내 몸의 신호를 먼저 알아차리고 이해해야 비로소 생활을 바꾸는 출발점에 설 수 있습니다. 예를 들어 몸이 계속 무겁고 피곤하다면, 어쩌면 그것은 휴식이 필요하다는 신호일지 모릅니다. 그리고 의료진과도 충분히 소통해야 합니다. 그래야만 내 몸 상태에 꼭 맞는 관리 계획을 함께 세울 수 있습니다.

6. 시너지를 내라 (복합 실천)

운동과 식사, 수면, 스트레스 관리를 한꺼번에 균형 있게 실천하면 건강 효과는 배가됩니다. 또 가족이나 의료 전문가와 함께 노력하면 지속성과 효과는 더욱 커집니다. 여러 방면에서 건강한 습관을 동시에 들이고, 주변의 지원까지 얻을 때 훨씬 더 큰 결실을 맺게 됩니다.

7. 끊임없이 쇄신하라 (회복과 재충전)

매일 바쁘더라도 잘 쉬는 것이 건강의 핵심입니다. 일흔이 넘은 나이에도 하루도 빼놓지 않고 요가와 독서로 활력을 유지하는 어느 어르신처럼, 쉼과 배움은 나이에 상관없이 우리를 계속 성장하게 합니다. 결국 스스로를 돌보고 재충전하는 습관이야말로 평생 건강의 든든한 밑거름입니다.

저는 위의 7가지 습관을 쉽게 기억하고 평소에 삶 가운데 적용할 수 있도록 7가지 원칙을 고안해냈습니다. 그것은 바로 "ABCSTEP"입니다.

기능약학의 ABCSTEP 전략

기능약학은 말 그대로 우리 몸의 기능을 최적화함으로써 건강을 회복시키는 접근법입니다. 겉으로 드러나는 증상만 급하게 약으로 누르는 대신, 몸 안의 각 기관과 시스템이 제 역할을 제대로 하도록 도와 근본적인 치유를 추구하지요. 저는 이러한 기능약학의 원리를 실천하기 위한 핵심 전략으로 ABCSTEP을 활용하고 있습니다. 알파벳 A, B, C, S, T, E, P의 머리글자를 딴 이 단어들은 각각 우리의 건강을 회복하는 일곱 가지 핵심 영역을 가리킵니다.

- **A** (흡수^{Absorption}): 위장 등 소화기관의 건강을 회복하여 몸이 영양소를 제대로 흡수하도록 합니다.

- **B** (면역$^{Body\ Immunity}$): 면역력을 높이고 과도한 염증 반응을 조절합니다.

- **C** (해독$^{Clean\ Detox}$): 간과 신장의 해독 기능을 강화해 체내에 쌓인 독소를 배출합니다.

- **S** (소통$^{Signal\ Communication}$): 호르몬과 신경전달물질 등 몸속 신호 체계의 균형을 바로잡습니다.

- **T** (수송^{Transport}): 혈액순환을 개선하여 온몸 구석구석에 산소와 영양분이 원활히 전달되게 합니다.

- **E** (에너지^{Energy}): 세포의 에너지 생산력을 높여 몸에 활력을 불어넣습니다.

- **P** (구조$^{Physical\ Structure}$): 자세를 교정하고 근육과 관절의 균형을 맞춰 신체 구조를 튼튼하게 합니다.

결국 ABCSTEP 전략을 통해 몸을 전체적으로 관리하면 전반적인 기초 체력과 활력이 되살아나기 시작합니다. 이렇게 건강의 토대를 튼튼하게 다지면 비로소 만성 질환의 뿌리를 해결하고 활기찬 일상을 되찾을 수 있습니다.

  ABCSTEP은 소화, 면역, 해독, 신경, 순환, 대사, 구조라는 7가지 핵심 영역을 건강하게 관리할 수 있도록 도와주는 실천 전략입니다.

  저는 이어지는 2장부터 8장까지 각 영역을 하나씩 살펴보며, ABCSTEP의 원리와 세부 내용을 차근차근 나누고자 합니다.

PART 2

습관 ①
장이 편안해야 온 몸이 건강하다
A: Absorption

2-1
장은 알고 있다
흡수와 면역, 몸과 마음을 연결하는 치유의 시작점

—

    장은 우리가 생각하는 것보다 훨씬 중요한 곳입니다. 어릴 적 저는 장(腸)이 왜 중요한지 잘 몰랐습니다. 배가 아프면 그냥 참고 넘기거나, 할머니가 주시는 참기름이나 요구르트를 마시고 나으면 그만이었지요. 당시엔 왜 그런 방법들이 효과가 있었는지도 몰랐고, 장을 그저 밥 먹고 소화하는 기관 정도로 여겼습니다.

    그런데 약국을 운영하며 수많은 환자들을 만나다 보니 점차 깨닫게 되었습니다. 우리가 먹고, 느끼고, 아프고, 회복하는 모든 과정에 '장 건강'이 깊이 관여하고 있다는 사실을요. 저는 그제서야 알았습니다. 장은 단순한 소화 기관이 아니라 우리 몸 전체의 건강을 좌우하는 핵심 축이라는 것을. 이제 왜 장이 중요한지, 하나씩 이야기해보겠습니다.

스트레스와 속앓이: 장에서 시작된 이야기
—

고등학생 시절, 저도 수험 스트레스로 속이 더부룩하고 쓰린 경험을 많이 했습니다. 끼니를 자주 거르고, 늦은 밤 인스턴트 음식으로 배를 채우기 일쑤였지요. 매일 아침 복통에 시달리곤 했지만 그때는 그냥 "내 배가 좀 예민한가 보다" 하고 넘겨버렸습니다. 시간이 흘러 약사가 되고 보니, 비슷한 증상을 호소하는 분들을 자주 만나게 되었습니다.

실제로 한 40대 직장인 남성은 극심한 업무 스트레스와 불규칙한 식사 때문에 만성 소화 불량과 속쓰림을 겪고 있었습니다. 제산제와 소화제를 반복해서 복용해도 약 기운이 떨어지면 증상이 금세 도지곤 했죠. 저는 그분께 약을 건네기 전에 조심스럽게 제안했습니다.

"생활습관부터 한 번 바꿔보시는 게 어떨까요?"

몇 달 뒤, 그분은 환한 얼굴로 약국을 다시 찾아왔습니다.

아침에는 물 한 컵과 유산균으로 하루를 시작하고, 식사는 규칙적으로 챙기며, 야식과 과음을 줄였다고 했습니다. 틈틈이 산책도 하니 속쓰림이 거의 사라졌고, 잃었던 삶의 활력까지 되찾았다고 하시더군요. 저는 그 모습을 보며 **"장이 건강해야 삶도 건강해진다"**는 사실을 다시 한 번 확신했습니다. 작은 생활습관의 변화만으로도 장이 편안해지니 몸 전체가 달라진 것입니다.

장은 소화기관 그 이상이다

이렇듯 장은 단순히 음식만 소화하는 곳이 아니라, 흡수와 면역, 신경 기능까지 관여하는 전신 조절 기관입니다. 우선, **장(소장)**은 영양소 흡수의 관문입니다. 길이가 6~7미터나 되는 긴 소장에는 수많은 융털(작은 돌기)이 돋아 있어요. 우리가 먹은 음식이 소화되고 나면 이 융털들이 영양소(탄수화물·단백질·지방 등)를 혈액으로 받아들입니다.

이 과정에서 위에서 나오는 강한 위산과 각종 소화 효소가 매우 중요한 역할을 합니다. 위산은 음식물을 잘게 부수고 해로운 세균을 죽여주며, 소화 효소들이 제대로 작동할 수 있도록 도와줍니다. 만약 위산이나 소화 효소가 부족하면 음식이 충분히 분해되지 않아서 영양분이 제대로 흡수되지 못하고, 결국 만성 피로나 영양 결핍 증상으로 이어질 수도 있습니다.

또한, 장은 우리 몸에서 면역세포가 가장 많이 모여 있는 곳입니다. 우리 몸 면역세포의 약 70%가 장 점막에 분포해 있어서, 장은 음식물 속 세균과 바이러스를 막아주는 면역의 최전선이라 할 수 있지요. 장 속 환경—즉 충분한 위산, 건강한 장 점막, 그리고 유익한 장내 미생물의 균형—이 잘 유지될수록 몸은 외부 감염을 더 잘 견뎌냅니다.

그래서 예로부터 **"장 건강이 곧 면역력"**이라는 말이 나온 것입니다. 그리고 우리 장 속에는 수많은 미생물 군집(장내 세균)이 살고 있습니다. 이 유익균들은 우리가 먹은 식이섬유를 분해해 짧은 사슬 지방산 같은 유용한 물질을 만들고, 비타민 B와 K 등을 합성해 우리 몸에 제공합니다. 또 몸속 염증 반응을 조절하는 데도 큰 역할을 합니다.

장내 미생물의 균형이 무너지면 염증성 장질환뿐만 아니라 당뇨병, 비만, 심지어 우울증과도 연결될 수 있다는 연구 결과들이 속속 나오고 있습니다. 실제로 제 주변에도 만성 피로와 우울감을 호소하던 한 환자분이 장 건강을 챙긴 뒤 컨디션이 눈에 띄게 좋아진 사례가 있습니다. 아침마다 식이섬유가 풍부한 음식을 챙겨 드시고, 유산균을 꾸준히 섭취했더니 속이 편안해졌을 뿐 아니라 기분도 한결 안정되었다고 하시더군요.

이렇듯 장을 돌보면 몸만 좋아지는 게 아니라 마음 건강에도 긍정적인 변화가 찾아올 수 있습니다. 마지막으로, 장은 '**제2의 뇌**'라고 불릴 만큼 신경세포가 풍부한 기관입니다. 실제로 장에는 뇌 다음으로 많은, 약 5억 개의 신경세포가 존재합니다. 그만큼 뇌와 장은 긴밀하게 소통하고 있다는 뜻이지요. 우리도 큰 스트레스를 받으면 속이 울렁거리거나 갑자기 설사를 하는 경험을 종종 합니다. 이처럼 뇌의 상태가 장 기능에 영향을 주고, 반대로 장의 상태도 우리의 기분이나 수면, 심리적 안녕에 영향을 줄 수 있습니다. 다시 말해 머리와 장이 서로 긴밀히 대화하고 있다는 것입니다.

약사가 추천하는 장 건강 관리법

사실 장 건강을 지키는 방법은 생각보다 단순합니다. 다만 효과를 보려면 무엇보다 꾸준함이 중요하지요. 약국 현장에서 제가 환자분들께 자주 드리는 장 건강 관리 팁 몇 가지를 소개해 드리겠습니다.

- **식습관 바로잡기**: 아침 식사를 거르지 말고 매일 일정한

시간에 챙겨 드세요. 음식을 천천히 꼭꼭 씹어 먹으면 위산 분비가 촉진되어 소화에 도움이 됩니다. 또 야식이나 폭식은 피하고, 너무 맵거나 짠 자극적인 음식보다는 식이섬유가 풍부한 채소·과일·통곡물을 충분히 섭취하세요. 요구르트나 김치 같은 발효 식품은 장에 좋은 유산균을 보충해주니 꾸준히 드시면 좋습니다.

• **적당한 운동**: 가벼운 걷기나 스트레칭만으로도 장의 연동 운동이 활발해집니다. 특히 식후에 산책을 하면 소화가 잘 되고 배변 리듬을 맞추는 데 큰 도움이 됩니다. 몸을 너무 움직이지 않고 오래 앉아만 있으면 장도 게을러지니, 틈틈이 움직여 주세요.

• **수분 섭취**: 물을 하루에 1.5~2리터 정도 충분히 마시는 게 좋습니다. 수분은 장 속 내용물을 부드럽게 해 배변을 돕고, 섬유소가 제 역할을 하도록 하는 데 필수적입니다. 물을 자주 마시는 습관만 들여도 변비 예방에 큰 도움이 됩니다.

• **배변 습관 들이기**: 매일 일정한 시간에 화장실에 가는 습관을 길러보세요. 아침 식사 후나 잠에서 깬 직후 등 편한 시

간을 정해 규칙적으로 신호를 보내는 겁니다. 변의(便意)를 너무 오래 참지 말고, 신호가 오면 바로 화장실에 가도록 하세요. 규칙적인 배변 습관은 장의 리듬을 안정시키는 데 도움이 됩니다.

• **스트레스 관리**: 장은 우리 감정에 민감하게 반응합니다. 마음이 불안하면 장도 예민해지지요. 그러니 깊게 숨 쉬기, 명상이나 가벼운 산책 등 자신만의 휴식법을 활용해 스트레스를 풀어주세요. 그리고 규칙적으로 푹 자는 습관을 들이면 장내 균형을 유지하고 회복하는 데 큰 도움이 됩니다.

이러한 생활습관의 효과는 제가 만난 분들의 사례를 통해서도 확인할 수 있었습니다. 예전에 약국에 자주 오시던 한 주부 고객은 가족들 식사를 챙기느라 정작 본인 식사는 불규칙하게 하셨습니다. 그 결과 만성 변비와 피로에 시달렸는데, 제가 충분한 물과 식이섬유 섭취, 그리고 발효 식품으로 유산균을 보충하도록 권해드렸지요. 몇 주 후 다시 뵙게 되었을 때, 그분은 "매일 화장실에 가니 속이 편하고 몸이 가벼워졌어요!"라며 밝게 웃으셨습니다. 작은 변화들이 모여 큰 효과를 만든다는 것을 직접 확인한 순간이었죠.

장을 돌보는 건 곧 나를 돌보는 일입니다

장은 예민하면서도 회복력이 뛰어난 기관입니다. 조금만 관심을 기울여 꾸준히 관리하면, 어느새 몸과 마음에 분명한 변화가 찾아옵니다. 하루 종일 속이 불편해서 고생하던 분도, 소화가 안 돼 늘 피곤하던 분도 작은 실천을 꾸준히 이어가면 장 건강을 되찾을 수 있습니다.

지금 이 글을 읽고 계신다면, 어쩌면 장이 보내는 신호를 느끼고 계실지도 모릅니다. 하지만 시작하기에 늦은 때란 없습니다. 오늘 물 한 잔 마시기, 제때 한 끼 식사하기, 잠깐 산책하기 같은 사소한 일부터 하나씩 시작해 보세요. 건강한 장이 곧 건강한 나를 만드는 출발점이 되어줄 것입니다. 따뜻한 관심으로 내 장을 돌보면, 그것이 바로 나 자신을 아끼고 보살피는 길이니까요.

2-2
위장은 단순한 소화기관이 아니다
전신 건강의 첫 단추, 위를 살펴야 하는 이유

—

 약사로 일한 지 17년이 되었습니다. 저 역시 한때 과로와 불규칙한 식사로 늘 속이 더부룩하고 소화가 잘되지 않았죠. 밤늦게 야식을 먹고 바로 누우면 속이 쓰리고 신물이 올라와 잠을 설쳤습니다. 진한 블랙커피를 하루도 빼놓지 않고 마시던 시절엔 위가 따끔따끔하게 쓰릴 때가 많았습니다.

 실제로 주변을 살펴보면 위염이나 속쓰림(역류성 식도염), 심지어 과민성대장증후군 같은 소화기 증상이 한꺼번에 나타나는 경우도 드물지 않습니다. 어느 날은 차가운 음식을 급하게 먹고 뛰었다가 큰코다친 적도 있습니다. 심한 복통에 토하고 설사하는 바람에 결국 약국 문을 닫고 하루 종일 끙끙 앓았습니다.

저는 처음에는 이를 단순한 스트레스성 위염 정도로 여겼습니다. 하지만 피로가 쌓일수록 증상이 잦아지고, 급기야 건강검진에서 빈혈까지 지적받자 문득 깨달음이 왔습니다. "혹시 위장이 몸 전체에 영향을 주고 있는 건 아닐까?" 그때부터 저는 위장 건강의 중요성에 진지하게 관심을 갖게 되었습니다.

위장의 본질: 소화 그 이상의 역할

위장은 단순히 음식물을 담고 분쇄하는 주머니가 아닙니다. 우리 몸에서 소화 그 이상의 핵심적인 역할들을 수행합니다.

• **강력한 소화력**: 위액 속 소화효소와 위산이 음식물의 단백질을 분해합니다. 위 속의 pH는 1~3에 이를 정도로 강한 산성이어서 단단한 음식도 녹여낼 정도의 소화력을 가집니다.

• **살균 작용**: 이 강한 산성 환경은 음식에 섞여 들어온 세균을 대부분 죽여버리는 살균 역할을 합니다. 위산이 일종의 방어막 역할을 해서 우리가 먹은 음식 때문에 병에 걸리지 않도록 지켜주는 것이죠.

• **영양 흡수 보조**: 위 점막에서 분비되는 내인성인자라는 물질은 비타민 B12가 몸속에 흡수되도록 도와주는 열쇠입니다. 비타민 B12는 혈액을 만드는 데 꼭 필요한 영양소이므로, 위장은 혈액 건강에도 직접적인 영향을 미칩니다.

• **소화 조율자**: 위에서 음식이 충분히 소화되기 시작하면, 췌장액과 담즙이 나와야 할 신호를 췌장과 담낭(쓸개)에 보내줍니다. 즉 위는 췌장과 간까지 조율하며 소화가 원활히 이뤄지도록 돕습니다.

즉, 위장은 단지 음식물이 지나가는 통로가 아니라 우리 소화 네트워크의 지휘자이며, 전신 건강의 중심축이라고 할 수 있습니다. 위 하나가 튼튼하게 자기 역할을 해줘야 연쇄적으로 다른 기관들도 제 기능을 할 수 있습니다.

위가 약해지면 생기는 악순환

반대로 위장 기능이 떨어지면 몸에는 여러 가지 악순환의 도미노가 시작됩니다.

- **영양 흡수 장애와 빈혈**: 소화 불량으로 음식물이 잘 분해되지 못하면 영양분 흡수가 줄어듭니다. 위산이 부족하면 단백질 소화와 철분 같은 미네랄 흡수가 제대로 이루어지지 않아 체력이 저하되고 빈혈이 생기기 쉽습니다.

- **세균 증가와 소장 염증**: 위산 분비가 부족해지면 음식물의 세균을 제대로 죽이지 못합니다. 그 결과 살균되지 않은 세균들이 소장으로 넘어가 소장 세균 과증식(SIBO)을 일으킬 수 있습니다. 소장에 세균이 늘어나면 소화가 더 힘들어지고 염증과 흡수 장애가 심해집니다.

- **장내 환경 불균형**: 소화가 덜 된 음식과 위산 부족으로 장으로 넘어간 세균들은 장내 미생물 균형을 깨뜨립니다. 그로 인해 가스가 차고 설사나 복부 팽만이 생기며, 장 점막이 약해져 면역력 저하로도 이어질 수 있습니다.

- **만성 위염**: 위산이 적고 위 환경이 나빠지면 헬리코박터 파일로리균 같은 나쁜 균이 정착하기 쉽습니다. 이 균은 위 점막을 지속적으로 자극해 만성 위염이나 위궤양을 유발할 수 있습니다.

- **간 기능 저하**: 위와 장의 문제가 계속되면 장-간 축이라고 불리는 연결 고리가 흔들립니다. 염증 물질이 장을 통해 간으로 넘어가 해독 부담을 늘리고, 결국 간 기능 저하와 전신의 만성 염증을 일으킬 수 있습니다.

실제로 제 약국에 오셨던 50대 여성 환자분 중 한 분은 위산 분비억제제를 몇 년간 장기 복용한 후 철분 흡수 저하로 탈모와 만성 피로를 호소했습니다. 검사를 해보니 철결핍성 빈혈이 있었고, 앞서 말한 소장 세균 과증식까지 동반되어 있었습니다. 위산이 오랫동안 제대로 나오지 않으니 영양소 흡수가 떨어지고, 살균 기능 약화로 장내 환경까지 나빠진 사례였습니다.

이렇듯 위장이 제 역할을 못하면 몸 전체에 문제의 불씨가 번집니다. 그렇기 때문에 위가 약해졌을 때는 음식부터 관리하는 것이 중요합니다. 무턱대고 약만 계속 드시기보다는, 차라리 한 번에 먹는 양을 줄이는 소식(小食)이나 일정 기간 공복을 유지하는 간헐적 단식 등으로 위에 충분한 휴식을 주는 편이 낫습니다. 이렇게 식습관을 조절해 위를 달래 주는 것이 결과적으로는 전신 건강을 지키는 지름길입니다.

소화는 '입'에서 시작된다: 씹기의 힘

많은 분들이 소화제를 찾거나 영양제를 챙겨 드시지만, 사실 소화의 시작은 입에서부터입니다. 음식을 어떻게 씹어 먹느냐만으로도 위 건강에 큰 차이가 생깁니다. 잘 씹는 습관의 효과는 생각 이상입니다.

• **침의 소화 효소**: 우리 입에서 분비되는 침에는 아밀라아제라는 소화 효소가 들어 있어 녹말 음식을 처음 분해하기 시작합니다. 한두 번 씹고 삼켜버리면 이 효소가 제 역할을 못 하지만, 충분히 오래 씹을수록 침이 골고루 섞여 탄수화물 소화가 원활해집니다.

• **위 부담 감소**: 음식을 입에서 잘게 부수고 침과 섞은 덕분에 위로 내려가는 음식 덩어리가 훨씬 부드러워집니다. 이렇게 되면 위가 음식물을 더 잘게 분쇄하고 소화액을 뿜어낼 부담이 줄어들어 소화가 한결 쉽고 편안해집니다.

• **소화 신호 전달**: 천천히 오래 씹으면 뇌가 "곧 음식이 내려간다"는 신호를 미리 받습니다. 뇌를 통해 위산과 소화액 분

비 신호가 위와 소화기관들에 전달되면서, 몸이 본격적인 소화 작업을 준비하게 됩니다. 급하게 삼켜버릴 때보다 미리 준비된 상태로 소화를 시작하니 소화 효과가 훨씬 좋아지겠지요.

• **과식 방지와 체중 조절**: 꼭꼭 씹어 천천히 먹으면 자연스럽게 식사 속도가 느려집니다. 그만큼 포만감 신호가 뇌에 충분히 전달되어 과식하지 않게 되고, 식후 포만감도 오래 지속되어 간식 욕구가 줄어듭니다. 이렇게 식사 속도를 조절하는 것만으로도 체중 관리나 당뇨 관리에 큰 도움이 됩니다.

실제로 한 연구에 따르면, 한 입을 20~30번 이상 씹은 사람들은 급히 삼킨 사람들보다 식사량이 줄어들었고 식후 복부 팽만감과 소화 불량이 현저히 감소했다고 합니다. 그만큼 많이 씹는 것만으로도 속 편한 식사의 효과를 볼 수 있다는 뜻입니다.

위를 살리는 생활습관들

위 건강을 지키려면 약물 치료보다도 평소의 생활습관이 훨씬 중요합니다. 저도 약국에서 환자분들께 항상 아래와 같은 생활 수칙을 강조드립니다.

• **규칙적인 식사 시간**: 위장은 예측 가능한 리듬을 좋아합니다. 끼니때가 되면 위산과 소화효소를 분비하고 준비를 하는데, 식사 시간이 들쭉날쭉하면 그런 리듬이 깨지죠. 가능하면 매일 식사 시간을 일정하게 유지해서 위가 미리 준비하고 일할 수 있게 해주세요.

• **식후 10분 산책**: 밥을 먹고 난 직후에는 바로 눕거나 앉아 있기보다 가볍게 몸을 움직이는 것이 좋습니다. 식사 후 10분 정도 천천히 산책을 하면 위의 연동운동이 활발해져 위 배출 속도가 빨라지고, 소화도 잘 됩니다. 식후 바로 눕는 습관을 고치면 역류성 식도염 예방에도 도움이 되고, 식사 후 몰려오는 졸음(식곤증)도 훨씬 덜합니다.

• **음식은 따뜻하고 부드럽게, 천천히**: 위장은 따뜻한 온도에서 최적의 기능을 발휘합니다. 찬 음식이나 얼음이 가득 들어간 음료를 마시면 위 근육이 갑자기 움츠러들고 소화 기능이 떨어집니다. 되도록 따뜻한 국이나 죽 같은 부드러운 음식을 천천히 드시는 게 좋습니다. 특히 속이 쓰리거나 더부룩할 때는 자극 없는 미음이나 죽으로 속을 편하게 해주어 보세요.

- **자극적인 음식 피하기**: 위에 부담을 주는 음식은 의식적으로 피해야 합니다. 콜라·사이다 같은 탄산음료나 카페인이 많은 진한 커피, 아이스크림처럼 아주 차가운 음식, 그리고 지나치게 맵거나 짠 음식, 너무 기름진 음식 등은 모두 위벽을 자극해서 속쓰림을 악화시킬 수 있습니다. 위장 상태가 안 좋을 때는 기름기 적은 담백한 음식 위주로 드시는 것이 안전합니다. 물론 과식은 금물이므로, 아무리 좋은 음식도 너무 많이 먹지 않도록 주의하세요.

- **식사 사이 공복 시간 두기**: 위에도 휴식 시간이 필요합니다. 끼니 사이에 최소 4~5시간 이상 충분한 공복을 유지하면 위 점막이 재생되고 위장 근육이 쉴 수 있습니다. 요즘 주목받는 간헐적 단식처럼 아예 하루 한 끼를 건너뛰고 공복 시간을 늘리는 방법도 위 건강을 회복하는 데 도움이 됩니다.

- **스트레스 관리와 숙면**: 마음의 스트레스가 크면 교감신경이 항진되어 위로 가는 혈류가 줄어들고 위 점막이 손상됩니다. 만성 스트레스는 위염이나 소화성 궤양까지 악화시키는 원인이 되죠. 규칙적인 운동이나 명상, 취미 생활 등으로 스트레스를 그때그때 풀어주고, 밤에는 7~8시간 숙면을 취해주면 위

장에 휴식과 회복을 줄 수 있습니다.

무엇보다도 "하루 세 끼를 규칙적으로 먹되, 꼭꼭 씹어 천천히 먹는 일상"이 최고의 위장약입니다. 일상을 돌아보면 너무 바쁘다는 이유로 식사를 대충 때우거나 건너뛰고, 술이나 카페인 음료로 위를 혹사하는 경우가 많은데요. 그런 사소한 습관부터 하나씩 고쳐나가는 것이 건강한 위장을 만드는 첫 걸음입니다.

위장 회복은 전신 회복으로 이어진다

위장이 튼튼해지면 좋은 일이 하나씩 일어나기 시작합니다. 소화 효소 분비와 장의 연동운동이 정상화되어 변비나 설사, 복부 팽만 같은 장 문제들이 자연스럽게 개선됩니다. 위가 음식물을 충분히 소화시켜 보내주면 장내 미생물의 균형도 안정되고, 소장에서 흡수되지 못하고 내려가는 찌꺼기가 줄어 대장의 가스나 염증이 가라앉습니다.

위가 1차 관문에서 걸러준 덕분에 독소나 노폐물이 덜 생기니 간의 해독 부담도 줄어듭니다. 결국 위장만 제 역할을 제대로 해줘도 장과 간이 제자리에서 힘을 쓰기 시작하고, 그 결과 혈액이 깨끗해지며 면역력이 살아나는 등 온몸이 되살아납니다. 톱니바퀴 하나를 손보면 거기에 맞물린 전체 기계가 잘 돌아가기 시작하듯이, 위장 기능을 회복시키는 것이 몸 전체 건강 회복의 출발점이 되어주는 것입니다.

따뜻한 위장이 건강한 삶을 만든다

젊을 때는 속이 조금 불편해도 그냥 참거나 대수롭지 않게 넘기기 쉽습니다. 그러나 이제는 분명하게 말할 수 있습니다. "위장은 단순한 소화기관이 아닙니다." 위장에서 느끼는 속쓰림이나 더부룩함은 그저 시작일 뿐입니다. 그 작은 신호들을 계속 무시하면 결국 장과 간, 혈액과 면역 체계까지 연쇄적으로 흔들릴 수 있다는 것을 많은 경험을 통해 깨달았습니다.

하지만 희망적인 사실은 위장은 회복력이 뛰어난 장기라는 점입니다. 하루 세 끼를 규칙적으로 챙겨 먹고, 꼭꼭 씹어서 천천히 삼키는 식사 습관만 들여도 서서히 위는 제 역할을 되찾습니다. 여기에 위에 부담을 주던 자극적인 음식과 과식을 줄이고, 스트레스를 슬기롭게 관리해주면 금상첨화입니다.

혹시 지금 소화불량으로 고생하거나 이유 모를 만성 피로에 지쳐 있다면, 오늘부터 작은 변화로 위장을 향한 배려를 시작해보세요. 매일 끼니때마다 내 위를 편안하게 해주는 생활을 실천하면 분명 몸 전체가 응답할 것입니다. 속이 편안하고 따뜻한 위장이야말로 활력 넘치는 삶, 건강한 중년을 열어주는 열쇠입니다.

2-3
유산균이 바꾼 삶
장 건강을 지키는 작은 병사의 힘

—

"모든 병은 장에서 시작된다."
– 히포크라테스

고대 의학자 히포크라테스의 이 한마디는 저의 건강 여정을 관통하는 말입니다. 어린 시절 비염과 만성 피로에 시달리며 세균을 무조건 적으로 여겼던 제가, 정작 건강을 되찾은 순간은 장 속의 좋은 세균, 바로 유산균과 함께였다는 사실을 뒤늦게 깨달았죠. 오늘은 제 경험을 통해 장내 미생물, 그 중에서도 유산균이 어떻게 삶을 바꾸는지 이야기를 나눠보려 합니다.

콧물과 재채기의 어린 시절, 세균을 두려워하다

—

어릴 적 저는 알레르기성 비염으로 늘 코가 꽉 막혀 지냈습니다. 콧물을 훔치며 학교 생활을 했고, 집에 오면 온 방을 소독하며 청결에 집착했어요. 그때는 모든 세균은 나쁜 것이라 여겨서, 손이 더러운 곳에 닿을 때마다 비누로 문질렀죠. 그런데 잦은 항생제 복용과 과도한 소독은 지금 생각하면 제 장속 유익균마저 몰살시킨 꼴이었어요. 당시엔 세균을 모조리 없애야 건강해진다고 믿었지만, 이젠 압니다. 좋은 균이야말로 내 몸의 든든한 동맹이었다는 것을요.

사춘기의 변비, 장 건강 악화의 신호

사춘기에 접어들면서는 부끄럼을 많이 타 학교에선 화장실 가는 걸 꺼렸습니다. 그렇게 참고 또 참다 보니 어느새 만성 변비에 빠졌죠. 배는 늘 더부룩하고 피부엔 트러블이 폭발했고, 사소한 일에도 예민하게 굴었습니다. 지금 돌아보면 이것이 장(腸)이 보내던 구조 요청이었어요. 배변은 단순히 불필요한 것을 배출하는 생리현상이 아니라, 장내 균형을 지키는 중요한 리듬이라는 사실을 그땐 몰랐던 겁니다. 장이 제때 비워지지 않으니 유익균보다 유해균이 득세했고, 그 영향이 온몸과 마음에까지 미쳤던 것이죠.

군대에서 배운 규칙의 힘

—

 20대 초반, 군 입대를 하면서 생활이 180도 달라졌습니다. 매일 규칙적인 기상, 식사, 운동을 하다 보니 신기하게도 고질병이던 변비가 사라졌어요. 매일 아침 같은 시간에 화장실에 가고, 속이 개운하니 훈련도 한결 수월했습니다. 장의 리듬에 맞춰 생활하니 몸 전체 컨디션이 좋아지는 것을 그때 처음 느꼈습니다. "역시 건강의 기본은 장이구나!" 하고 깨달은 계기였지요. 비록 훈련소의 힘든 나날이었지만, 제겐 장 건강을 되찾은 행복도 함께 찾아왔습니다.

사회생활과 장 건강의 재추락

—

 전역 후 약사가 되어 사회생활을 시작하면서, 제 장 건강은 다시 흔들리기 시작했습니다. 불규칙한 식사와 부족한 수면, 과중한 업무 스트레스에 시달리며 살았죠. 환자를 보면서 감기에 걸리면 스스로 항생제를 또 찾았고요. 그러다 보니 어느새 또 배에 가스가 자주 차고, 감기도 달고 살며, 전보다 면역력이 눈에 띄게 약해졌습니다. 알고 보니 이런 스트레스와 잘못된 생활습관이 제 장속 미생물의 다양성을 무너뜨린 결과였습니다. 어린 시절 세균 청소에 이어 어른이 되어선 스트레스가 다시 한번 장내 환경을 망가뜨리고 있었던 겁니다.

유산균과의 만남, 다시 찾은 활력

그렇게 지치던 어느 날, 선배 약사의 한 마디가 떠올랐습니다. "유산균을 꾸준히 한번 먹어봐." 처음에는 반신반의했지만, 용기를 내어 믿을 만한 고품질 프로바이오틱스 제품을 골라 복용을 시작했습니다. 몇 주가 지나자 놀라운 변화가 찾아왔어요. 고질적이던 변비가 서서히 해소되어 배변 리듬이 정상화되었고, 그 해 환절기엔 감기를 한 번도 앓지 않았습니다. 몸이 가벼워지고 기분도 안정되는 걸 느끼면서, 유산균이 단순히 소화만 돕는 게 아니구나 하는 생각이 들었죠. 면역력, 심지어 감정과 에너지 수준까지도 장내 유익균이 좌우할 수 있다는 것을 몸소 체험한 순간이었습니다.

"장은 뇌만큼 똑똑하다"

최근에 읽은 『이토록 위대한 장』이라는 책에서 저는 제 경험의 과학적 근거를 발견했습니다. 인간의 장은 우리 몸에서 뇌 다음으로 신경세포가 많이 모인 곳이고, 행복 호르몬이라 불리는 세로토닌 등 20여 종의 호르몬을 만들어내며, 몸속 면역 세포의 80%를 통솔하는 기관이라는 겁니다.

말 그대로 뇌 못지않게 똑똑한 장이 우리 몸의 중심에서 건강을 조율하고 있었던 것이죠. 책에서는 우울감, 예민함, 만성 피로 역시 장내 미생물 불균형에서 비롯될 수 있다고 설명하는데, 제 과거가 딱 떠오르더군요. "몸의 중심이 장이라면, 이제는 그곳부터 돌봐야겠다." 저는 결심했습니다. 머리가 아프면 뇌를 탓하기 전에 장 건강부터 챙겨보기로 말이죠.

HN001과 HN019, 특별한 균주의 과학
—

유산균이라고 모두 똑같은 것은 아닙니다. 균마다 고유한 주인공급 능력이 있어서, 어떤 균주는 면역에, 어떤 균주는 피부나 감정에 더 영향을 줍니다. 과학자들이 수많은 균주를 연구한 끝에 특별한 효과가 입증된 사례도 많은데요. 대표적으로 연구된 프로바이오틱스 균주 몇 가지를 소개하면 다음과 같습니다.

• **락토바실러스 람노서스 HN001** – 임산부를 대상으로 한 이중맹검 시험에서, HN001을 섭취한 산모들은 산후 우울감과

불안 점수가 유의하게 낮았다는 결과가 있습니다.*

이 균주는 신생아에게서는 아토피 피부염(습진) 발생을 절반으로 줄여 아이들의 알레르기를 예방하는 효과도 확인되었지요.**

장-뇌-면역의 축을 아우르는 놀라운 효능 덕분에 전 세계 학자들의 주목을 받고 있습니다.

· **비피도박테리움 락티스 HN019** – 중년 및 노년층을 대상으로 한 연구에서 HN019를 꾸준히 섭취했더니 자연 살해 세포(NK 세포)와 대식세포 등의 면역세포 활성이 유의하게 증가하여 면역 기능이 향상된 것으로 나타났습니다.***

또한 이 균주는 장 운동성을 높여 주어, 만성 변비 환자의 장 통과 시간을 단축하고 배변 빈도를 늘리는 효과도 보고되었

---

* R. F. Slykerman 외, "Effect of Lactobacillus rhamnosus HN001 in Pregnancy on Postpartum Symptoms of Depression and Anxiety: A Randomised Double-blind Placebo-controlled Trial," EBioMedicine, vol. 24, pp. 159–165, 2017

** K. Wickens 외, "A Protective Effect of Lactobacillus rhamnosus HN001 Against Eczema in the First 2 Years of Life Persists to Age 4 Years," Clinical & Experimental Allergy, vol. 42, no. 7, pp. 1071–1079, 2012.

*** B. L. Chiang, Y. H. Sheih, L. H. Wang, C. K. Liao, & H. S. Gill, "Enhancing Immunity by Dietary Consumption of a Probiotic Lactic Acid Bacterium (Bifidobacterium lactis HN019): Optimization and Definition of Cellular Immune Responses," European Journal of Clinical Nutrition, vol. 54, pp. 849–855, 2000.

습니다.**** 장 건강과 면역 증진을 동시에 돕는 다재다능한 균주라고 할 수 있겠습니다.

이렇듯 과학적으로 검증된 균주들이 있기에, 약사인 저는 프로바이오틱스 제품을 고를 때 반드시 제품에 포함된 균주의 이름과 연구 결과를 꼼꼼히 확인하는 습관을 갖게 되었습니다. 우리 몸에 들어오는 살아 있는 생명체인 만큼, 어떤 균이 들어 있는지 따져보는 건 너무나 당연하겠지요.

장내 미생물은 건강의 보이지 않는 군대

우리 장 속에는 수십 조개의 세균이 살고 있고, 그중 이로운 균들은 보이지 않는 군대처럼 우리 건강을 지켜줍니다. 이 장내 유익균들의 역할은 다양합니다. 예를 들면,

- **음식 찌꺼기의 재활용**: 사람의 소화효소로 분해되지 않는 식이섬유를 유익균이 발효하여 비타민 같은 영양소를 만들어 냅니다.

[****] J. Cheng, A. Laitila, & A. C. Ouwehand, "Bifidobacterium animalis subsp. lactis HN019 Effects on Gut Health: A Review," International Flavors & Fragrances Inc., Global Health and Nutrition Science, Danisco Sweeteners Oy, Kantvik, Finland.

- **튼튼한 장벽 형성**: 유익균은 장 점막을 건강하게 유지해 유해균이나 독소가 새지 않도록 장벽을 강화합니다.

- **염증 및 면역 조절**: 유익균이 만든 대사산물은 염증을 줄이고, 면역세포가 과잉 반응하지 않도록 훈련시켜줍니다.

반대로 유해균이 장내에서 늘어나 균형이 깨지면 어떻게 될까요? 장 벽이 손상되어 독소와 세균이 새어 나오는 '장누수증후군'이 생길 수 있습니다. 면역 체계에 혼란이 생겨 염증성 장질환이나 알레르기 등이 잘 일어납니다. 나아가 장과 뇌의 소통이 어긋나 우울, 불안 같은 마음의 문제까지 유발될 수 있습니다.

즉, 보이지 않지만 우리의 장내 세균 군대가 건강의 최전선을 지키고 있다는 뜻입니다. 장속 아군을 든든히 늘리고 적군을 견제하는 것이 전신 건강의 열쇠죠. 실제로 현대 의학 연구에서도 프로바이오틱스가 다양한 장 질환에 도움을 줄 수 있다는 보고가 속속 나오고 있습니다. 예를 들어, 항생제를 복용할 때 유산균을 함께 투여하면 항생제 유발 설사 발생 위험이 약 37% 줄었다는 대규모 분석 결과도 있습니다.[*****]

[*****] C. Goodman, G. Keating, E. Georgousopoulou, C. Hespe, & K. Levett, "Probiotics for

또 과민성대장증후군(IBS) 환자들을 대상으로 한 여러 임상시험에서, 일부 유산균 투여군에서 복통, 복부팽만 등의 증상이 유의하게 완화되었다는 보고들이 꾸준히 늘고 있습니다.[******]

저 역시 약국 현장에서 만난 손님들 중에 "유산균 덕분에 오래 고생하던 설사가 잡혔다"거나 "유산균을 먹고부터 속이 편해져서 삶의 질이 나아졌다"고 이야기하는 분들을 종종 만나고 있습니다. 이럴 때면 작은 균 하나가 사람의 삶을 얼마나 바꿀 수 있는지 새삼 실감하게 됩니다.

장을 돌보는 것이 건강의 시작

이제 저는 매일 아침 일과로 유산균 한 알을 챙겨 먹으며 하루를 시작합니다. 놀랍게도 그렇게 몇 달이 지나자 평생 달고 살던 비염이 거의 재발하지 않았고, 계절이 바뀔 때마다 찾아오던 감기도 사라졌습니다. 무엇보다 몸이 건강해지니 마음의

---

the Prevention of Antibiotic-Associated Diarrhoea: A Systematic Review and Meta-Analysis," BMJ Open, vol. 11, no. 8, e043054, 2021.

[******] V. C. Goodoory, M. Khasawneh, C. J. Black, E. M. M. Quigley, P. Moayyedi, & A. C. Ford, "Efficacy of Probiotics in Irritable Bowel Syndrome: Systematic Review and Meta-Analysis," Gastroenterology, vol. 165, no. 5, pp. 1206–1218, 2023.

여유도 생겨서, 주변 사람들에게 장 건강 상담사를 자처하게 되었지요.

제 조언을 들은 가족과 친구들도 하나둘 유산균을 챙겨 먹기 시작했고, 모두 각자 작지만 소중한 변화들을 경험하고 있습니다. "정말로 작은 균 하나가 내 삶을 바꿔 놓을 줄이야!" 하고 저도 놀라지만, 이젠 확신합니다. 건강의 중심은 장이며, 그곳엔 수십 조의 작은 병사들이 오늘도 나를 지켜주고 있다는 사실을요.

혹시 당신도 만성 피로나 잦은 알레르기, 이유 없는 기분 변화를 겪고 있나요? 그렇다면 복잡한 약을 찾기 전에 먼저 장부터 살펴보세요. 유산균이라는 작은 병사가 당신의 하루를 지켜줄지도 모릅니다. 내 몸의 중심, 장부터 다시 돌보는 것. 어쩌면 건강을 되찾는 가장 크고도 확실한 변화가 거기에서 시작될지 모릅니다. 지금, 장 건강으로부터 새로운 내 몸의 이야기를 시작해보세요.

2-4
뇌를 맑게 하는 비밀은 장에 있다
유산균, 감정, 기억력의 연결고리

—

"머리 좋아지는 유산균이 있나요?"

진열대 앞에 서 있던 중년의 남성 손님이 조심스럽게 물었습니다. 처음에는 농담인가 했지만, 그의 눈가에는 깊은 피로와 걱정이 묻어 있었습니다. 만성 스트레스와 기억력 저하로 힘들어하는 그는 혹시 유산균으로 머리를 맑게 할 수 있을지 반신반의하고 있었습니다.

사실, 저도 한때는 '장과 뇌가 무슨 상관일까?' 하고 생각했습니다. 그러나 기능약학적 관점에서 최신 뇌과학을 공부하면서 장-뇌축gut-brain axis의 중요성을 절실히 깨닫게 되었습니다.

그래서 그에게 이렇게 답했습니다.

"뇌를 직접 좋게 해주는 마법 같은 유산균이 있다고 말하기 어렵지만요… 결국 장 건강이 뇌 건강의 열쇠인 건 맞습니다. 차근차근 설명드릴게요."

그렇게 시작된 이 작은 질문은 장과 뇌가 어떻게 연결되는지 설명하는 소중한 대화로 이어졌습니다.

장과 뇌, 실시간으로 대화하고 있다

장과 뇌는 멀리 떨어져 있는 듯 보여도 실제로는 미주신경이라는 굵은 신경다발로 긴밀하게 연결되어 있습니다. 이 신경다발의 80%는 장에서 뇌로 정보를 보내는 감각신경인데, 장의 상태를 실시간으로 뇌에 전달하는 일종의 신경 고속도로라고 할 수 있죠. 우리가 긴장하면 배가 아프거나, 불안할 때 속이 울렁이는 경험을 하는 것도 바로 이 연결 때문입니다.

장에는 무려 1억 개가 넘는 신경세포가 분포해 있어 '제2의 뇌'라 불릴 정도입니다. 그만큼 장은 단순한 소화기관을 넘어 면역, 호르몬, 신경전달물질 생산의 핵심 기지 역할을 합니다.

우리 몸 면역세포의 약 70%, 그리고 행복 호르몬이라 불리는 세로토닌의 90% 이상이 장에서 만들어지죠.

장과 뇌의 밀접한 연관성에 대해 독일의 과학 저술가 줄리아 엔더스는 그녀의 책 『이토록 위대한 장』에서 이렇게 말했습니다. "우울증과 불안, 심지어 행복감조차 뇌가 아니라 장에서 시작된다." 다시 말해 뇌의 기분과 에너지 상태는 장에서 보내는 신호에 깊이 영향을 받는다는 의미입니다.

장의 염증이 뇌를 공격한다면?

장과 뇌의 관계는 긍정적인 면만 있는 것이 아닙니다. 스트레스, 가공식품 섭취, 약물 남용 등으로 장내 환경이 나빠지면 장 점막이 손상되고, 그 틈으로 유해균의 독소와 염증 물질이 혈류를 타고 전신으로 퍼져나갈 수 있습니다. 이때 뇌까지 영향을 받게 되는데, 장의 염증이 야기한 이런 뇌의 염증 반응을 **신경염증**neuroinflammation이라고 부릅니다.

기능의학의 창시자 제프리 블랜드 박사는 이 현상을 다음과 같이 설명합니다.

"장의 유해균이 내놓은 독소가 장(腸) 면역계를 자극하여 두통, 피로, 기분 변화 같은 전신 증상을 유발할 수 있다."

결국 장이 건강하지 못하면 뇌도 같이 힘들어질 수 있다는 말이지요.

실제로 저는 약국에서 장의 염증이 신경을 마비시킨 사례까지 접했습니다. 한 환자분의 딸이 심한 식중독을 앓은 뒤 손가락 마비 증세로 중환자실에 입원했는데, 장내 세균 감염에 대한 과도한 면역 반응이 신경을 공격하는 자가면역성 질환(길랑-바레 증후군)으로 이어진 것이었습니다. "장의 작은 염증이 신경까지 마비시킬 수 있다"는 사실에 저 역시 큰 충격을 받았습니다. 그날 이후로 저는 장 건강을 이전보다 훨씬 더 진지하게 바라보게 되었습니다.

치매와 불면증, 장에서 시작될 수도 있다?

장과 뇌의 연결은 우리가 생각하는 것보다 더 복잡하고 놀랍습니다. 예를 들어, 밀가루의 글루텐을 소화하지 못하는 글루텐 불내증(셀리악병) 환자의 경우를 볼까요. 글루텐이 장 점막을 손상시켜 염증을 일으키면, 이 염증이 혈류를 통해 간은 물론 뇌까지 전달되어 치매 위험을 높일 수 있다는 연구 결과가 있습니다.

또 국내 연구진은 장내 미생물의 불균형(dysbiosis)이 혈액-뇌 장벽(BBB)을 약화시키고, 알츠하이머의 원인 물질인 베타아밀로이드와 타우 단백질의 뇌 내 축적을 촉진한다는 연구 결과를 발표했습니다. 한마디로, 장에서 시작된 만성 염증이 우리 뇌를 지키는 방어막까지 무너뜨리고 뇌 기능을 흔들어 놓을 수 있다는 이야기입니다.

세로토닌과 멜라토닌: 장이 만드는 감정과 숙면

우리의 감정 상태와 숙면 여부도 장내 미생물과 깊이 연관되어 있습니다. 세로토닌은 행복감을 느끼게 해주는 신경전달물질로, 그 대부분이 뇌가 아니라 장에서 생성됩니다. 실제로 특정 유산균이 장에서 세로토닌 분비를 촉진한다는 연구도 있고, 우울증 환자와 건강한 사람의 장내 미생물 구성이 확연히 다르다는 보고도 있습니다.

장 환경이 우리의 기분에까지 영향을 준다는 증거들인 셈이지요. 뿐만 아니라 멜라토닌이라는 수면 호르몬 역시 장에서 대량으로 만들어집니다. 뇌의 송과선에서 분비되는 양보다 무려 400배나 많은 멜라토닌이 장에서 생산된다니, 장이 우리 몸의 생체 리듬에 미치는 영향이 실로 큽니다.

저도 아이를 키우면서 이 사실을 몸소 깨달은 적이 있습니다. 밤마다 이유 없이 칭얼대던 아기가 어느 날 배에 가스가 잔뜩 찬 것을 알고 트림을 시켜주었더니, 금세 편안히 잠이 들었습니다. 그날 이후 저는 확신하게 되었습니다. 뱃속이 편해야 마음도 편하다는 것을요.

유산균이 뇌를 살릴 수 있을까?

뇌 건강을 획기적으로 높여주는 '마법의 유산균'은 아직 없지만, 장을 통해 긍정적인 변화를 이끌어내는 유산균들은 속속 발견되고 있습니다. 실제로 제가 만난 한 수험생의 이야기가 생각납니다. 우울감에 시달리고 도무지 집중이 잘 되지 않아 힘들어하던 그 학생은 몇 달간 유산균을 꾸준히 복용한 뒤 "기분이 눈에 띄게 밝아지고 머리가 맑아졌다"고 이야기했습니다.

개인적인 경험이지만, 장 건강을 챙긴 것이 마음의 안개를 거두는 데 도움이 된 셈이지요. 과학적 연구들도 이러한 가능성을 뒷받침합니다. 미국의 한 임상시험에서는 경도 인지장애 환자에게 프로바이오틱스를 3개월간 매일 투여하자 기억력과 사고력이 개선되는 결과가 나왔습니다.

국내 연구진 또한 항염 효과가 있는 특정 유산균이 노인들의 인지 저하를 늦춘다는 결과를 발표했습니다. 우울증이나 치매 환자에게 유산균을 투여한 후 우울 점수가 낮아지고 인지 기능이 향상된 사례들도 보고되고 있습니다. 과학자들은 이렇게 정신건강에 영향을 주는 특수 유산균들을 가리켜 '심신 프로바이오틱스 psychobiotics'라고 부르며 활발히 연구하고 있습니다. 물론 유산균 몇 알에 곧바로 기적이 일어나리라고 기대하는 것은 금물입니다. 하지만 장내 환경을 바꾸는 작은 노력들이 모이면 뇌 기능과 정신 건강에도 놀라운 변화가 찾아올 수 있습니다.

장을 돌보는 습관이 머리를 바꾼다 - 실천 팁

이렇듯 장 건강을 잘 관리하는 것은 곧 뇌 건강을 지키는 지름길입니다. 일상에서 실천할 수 있는 작은 습관들로 장을 돌봐주세요. 예를 들면

- **자연식 위주의 식단**: 신선한 채소, 과일, 통곡물을 충분히 섭취하여 식이섬유를 보충하고 김치나 요거트 같은 발효식품으로 유익균을 늘립니다.

- **규칙적인 식사와 수분 보충**: 끼니를 거르지 말고 규칙적으로 식사하며, 아침에 일어나 미지근한 물 한 잔을 마시면 장운동을 촉진하는 데 도움이 됩니다.

- **스트레스 완화와 숙면 관리**: 밤에는 스마트폰 화면 대신 따뜻한 조명의 등을 켜 두고, 자기 전 가벼운 명상이나 산책으로 긴장과 스트레스를 풀어주세요. 숙면은 장과 뇌 회복에 필수입니다.

- **프로바이오틱스 섭취**: 본인의 증상이나 필요에 맞는 균주가 들어있는 프로바이오틱스를 선택해 공복에 꾸준히 복용해보세요. 충분한 균수가 함유된 제품인지도 꼭 확인하세요.

행복은 '배'에서 온다

모든 것을 한꺼번에 바꾸지 않아도 괜찮습니다. 오늘 단 한 가지라도 장에게 좋은 선택을 실천해보세요. 그 작은 실천들이 쌓이면 어느 날 기분이 가벼워지고 머리도 맑아진 자신을 발견하게 될지 모릅니다. 결국 장 건강은 곧 뇌 건강입니다. 장에 친절할수록 마음이 편안해지고 삶도 더 가벼워집니다. "행복은 머리가 아니라 배에서 온다"는 말도 있지요. 부디 오늘부터 장을 돌보는 작은 변화를 시작해보세요. 당신의 장이 편안해지고, 당신의 삶이 조금 더 맑고 가벼워지기를 따뜻하게 응원합니다.

2-5
쾌변이 건강을 지배한다
변비는 몸이 보내는 경고 신호

—

45세 회사원 P씨는 요즘 들어 부쩍 몸이 찌뿌둥하고 무기력했습니다. 일에 집중도 잘 안 되고, 오후만 되면 쏟아지는 졸음에 꾸벅꾸벅 졸다 깜짝 놀라며 깨곤 했습니다. 점심도 속이 더부룩하고 식욕이 없어 끼니를 대충 때우곤 했죠. 처음엔 그저 피로 탓이라고 여겼습니다.

그런데 문득 이런 생각이 스쳤습니다.

"그러고 보니… 요즘 화장실을 제대로 못 갔네?"

몇 주째 이어진 만성 변비, 사소해 보였던 그 불편함이 알고 보니 온몸의 건강에 큰 영향을 미치고 있었던 겁니다. 약국을 운영하다 보면 P씨처럼 변비로 고생하는 분들을 자주 만납니다. 많은 분들이 시중의 '효과 빠른' 변비약만 있으면 금세 해결될 거라고 믿지요.

제 약국 단골인 30대 여성 한 분도 하루라도 화장실에 못 가면 불안해서 늘 강한 변비약을 찾았습니다. 처음엔 알약 한 알만으로도 효과를 보더니 점차 약에 익숙해져 나중에는 서너 알을 한꺼번에 먹어도 듣질 않더군요. 그분은 농담으로 "이젠 제 장은 제가 아니라 약이 시켜야만 움직여요"라고 했지만, 사실 전혀 웃을 일이 아니었습니다. 이렇게 자극성 약에 길들여지면 장이 제 힘으로 일하는 법을 잊어버리거든요.

결국 저는 약 대신 생활습관부터 고쳐보시라고 권했습니다. 물론 당장 눈에 띄는 효과가 나진 않았지만, 식이섬유를 충분히 섭취하는 식단과 운동으로 서서히 장의 리듬을 되찾자 완고했던 변비도 조금씩 풀렸습니다. 이처럼 변비는 단순한 불편이 아니라 우리 몸 전체에 영향을 미치는 문제입니다. 그렇다면 변비가 지속될 때 우리 몸속에서는 어떤 일이 벌어질까요?

장내 미생물: 균형이 깨지면 생기는 일

우리 장 속에는 수조 개의 미생물이 살고 있습니다. 이들은 음식물을 분해하고 영양소 흡수를 돕는 동시에 면역 기능을 조율하는 중요한 역할을 합니다. 그런데 변비로 대변이 장 안에 오래 머무르면 이 미생물 생태계의 균형이 무너지기 시작합니다. 대변이 장 안에 오래 남아 있으면 유익균은 점차 줄고 유해균이 우세해지면서 암모니아, 페놀, 인돌 같은 독성 물질이 늘어납니다. 이런 물질들은 장벽을 뚫고 혈액으로 흡수되어 간과 신장에 부담을 주고, 심할 경우 신장 기능 저하나 만성 피로까지 초래합니다. 장내 환경이 나빠지면 소화 불량은 물론 비타민 합성 장애, 면역력 저하 등 온갖 문제가 꼬리에 꼬리를 물고 이어집니다.

만성 염증: 변비가 만드는 조용한 불씨

이렇게 변비로 나빠진 장내 환경은 장벽에 국소적인 염증을 일으킬 수 있습니다. 장벽 세포 사이가 벌어져 내용물이 새어 나가는 이른바 '장 누수 leaky gut' 현상이 나타날 수 있는 겁니다. 장벽이 약해지면 대변 속 세균과 독소가 혈류로 침투하고, 우리 면역계는 이러한 침입에 반응하여 전신에 염증을 일으킵니다. 문제는 이렇게 은근히 지속되는 만성 염증이 별다른 자각 증상이 없어 놓치기 쉽다는 점입니다. 그러나 심혈관 질환, 당뇨, 피부 트러블, 만성 피로 등 여러 질환의 밑바탕에 바로 이 만성 염증이 깔려 있을 수 있습니다. 한의학에서는 만성 변비 상태를 "몸에 열이 쌓인다"고 표현하기도 하는데, 그만큼 몸속에 염증의 불씨가 지펴진 상태라는 뜻이지요. 실제로 만성 변비 환자들에게서는 면역 세포의 과도한 활성화와 염증성 사이토카인 증가가 자주 관찰됩니다.

변비의 얼굴은 사람마다 다르다

변비는 흔히 생각하듯 그저 식이섬유가 부족해서만 생기는 게 아닙니다. 갑상선 기능 저하나 당뇨병 같은 내분비 질환부터 스트레스, 자율신경계 불균형, 장내 미생물 구성 변화, 골반 근육 기능 이상까지 개인마다 다양한 요인이 복합적으로 작용할 수 있습니다. 예를 들어 어떤 사람은 스트레스를 받으면 화장실을 들락날락하지만, 어떤 사람은 오히려 장이 굳어 변비가 심해집니다.

장내 메탄가스를 만들어내는 세균이 많은 경우 대장의 연동

운동이 느려지고, 배변 직전에 항문 괄약근이 풀리지 않는 '배변성 긴장증'이 있는 경우에는 식이섬유를 잔뜩 먹어도 별 효과가 없습니다. 이처럼 우리의 감정 상태와 장의 운동은 밀접하게 연결되어 있어 흔히 장은 제2의 뇌라는 말까지 나옵니다. 그만큼 정신적인 스트레스나 불안이 장 기능에 큰 영향을 줄 수 있다는 뜻이지요. 결국 변비는 각자의 체질, 생활습관, 심리 상태, 유전적 요인이 어우러져 나타나는 증상입니다. 중요한 것은 내게 맞는 원인을 찾아내는 것, 거기서부터 진짜 해결이 시작됩니다.

장이 춤추게 만드는 생활습관 6가지

변비를 근본적으로 해결하려면 약에만 의존하기보다 생활습관부터 바꾸어야 합니다. 아래에 장 건강을 위해 실천하면 좋은 여섯 가지 방법을 소개합니다.

· **물 충분히 마시기**: 하루 2리터 이상 물을 마셔서 충분한 수분을 공급하세요. 특히 식이섬유를 섭취할 때는 수분 보충이 더욱 중요합니다.

- **채소·과일·통곡물 챙기기**: 식이섬유는 변을 부드럽게 하고 장내 유익균의 먹이가 됩니다. 다만 식이섬유 섭취량은 갑자기 확 늘리지 말고 조금씩 늘려야 가스가 차는 부작용을 줄일 수 있습니다.

- **유산균과 발효식품 섭취하기**: 요구르트, 김치 등 발효식품과 프로바이오틱스 보충제를 꾸준히 섭취하면 장내 유익균을 늘리고 장 환경 개선에 도움이 됩니다.

- **배변 자세 바꾸기**: 변기에 앉을 때 발밑에 15~20cm 높이의 발판을 놓아보세요. 쪼그려 앉는 자세에 가까워지면 구부러졌던 배변 통로가 곧게 펴져 배변이 훨씬 쉬워집니다.

- **매일 같은 시간 화장실 가기**: 아침 식사 후는 '위-대장 반사'로 장이 가장 활발해지는 시간입니다. 처음에는 바로 변이 나오지 않더라도 매일 같은 시간에 화장실에 앉아 보세요. 1~2주 정도 반복하면 장도 그 리듬에 맞춰 반응하기 시작합니다.

- **운동과 충분한 수면**: 걷기, 요가, 명상 같은 가벼운 운동은 장의 연동운동을 촉진하고 스트레스로 인한 변비 해소에도 효

과적입니다. 밤에는 숙면을 취해 몸과 장에 충분한 휴식을 주는 것도 중요합니다.

장이 살아야 내가 산다
—

생활습관을 바꾼 뒤 P씨의 몸 상태는 눈에 띄게 좋아졌습니다. 아침에 일어나자마자 물 한 잔 마시기, 식사 때마다 채소 한 접시 먹기, 식후에 가벼운 산책하기, 정해진 시간에 화장실 가기… 이런 단순한 변화들이 그를 몇 주간 괴롭히던 변비에서 완전히 해방시켜 주었죠. 그러자 피부가 맑아지고 오후의 나른함도 한결 줄었습니다. 무엇보다 매일 아침 개운하게 배변을 하고 나니 하루 종일 기분 좋게 활력을 유지할 수 있게 되었습니다.

생각해보면 우리 몸은 끊임없이 신호를 보내고 있습니다. 변비는 단순한 화장실 문제가 아니라 생활 전반의 균형이 어긋났다는 것을 알려주는 몸의 경고 신호일지도 모릅니다. 작은 불편함 하나가 큰 변화를 불러올 수 있는 법이지요. 그러니 장 건강을 위해 오늘부터 생활에 작은 변화를 줘 보세요. 장이 제 리듬을 되찾으면 마음과 몸도 놀라울 만큼 가벼워질 것입니다. 쾌변은 삶의 질을 바꾸는 첫걸음입니다. 여러분의 장도 활짝 웃을 수 있게, 지금 그 첫걸음을 떼어보세요!

PART 3

습관 ❷
면역력은 매일 쌓아나가야 한다
B: Body Immunity

3-1
면역력은 매일 쌓는 나다움의 성벽이다

몇 해 전, 정지우 작가가 가천대학교에서 글쓰기에 대해 강연하던 자리에서 흥미로운 이야기를 들었습니다. 그는 글쓰기 강연 중에 뜬금없이 "면역력"을 언급하며, 넘치는 정보 속에서도 자신만의 관점을 지키기 위해 매일 글을 쓴다고 말했습니다. 처음에는 이해가 되지 않아 '글쓰기가 어떻게 면역력과 연결될 수 있을까?' 의아했습니다.

하지만 코로나 시대를 겪으며 바이러스, 염증, 면역 같은 단어에 모두 익숙해진 지금 와서 생각해보면, 그때 들은 말이 의외로 크게 다가왔습니다. 제가 매일 글을 쓰기 시작하며 몸소 깨달은 것이 있습니다. 글쓰기란 생각보다 훨씬 강력한 '자기

보호 장치'였습니다. 매일 써 내려간 문장들이 쌓여 나만의 관점이라는 성벽을 단단히 세워 주었기 때문입니다.

성을 쌓는 사람들
—

글쓰기는 자신만의 생각을 성처럼 하나하나 쌓아가는 작업입니다. 내면의 중심이 약하면 자극적인 유행이나 소문에 쉽게 휩쓸리고, 결국 나다움(나만의 고유함)을 잃게 됩니다. 반대로 성벽이 너무 높아지기만 하면 세상과 단절되어 고립될 수 있습니다. 이 미묘한 균형을 지켜 가는 것이 중요합니다.

정지우 작가는 이 균형 잡힌 태도를 비유적으로 "면역력"이라고 표현한 듯합니다. 실제로 면역력이란 몸이 외부의 자극과 공격에 쉽게 무너지지 않고 스스로를 지키는 힘을 말합니다. 그런데 면역력이 지나치면 자가면역 반응처럼 오히려 자기 몸을 해치는 일도 벌어집니다. 글쓰기가 자기만의 경계를 세우면서도 세상과 소통하는 균형 잡기라면, 우리 몸의 면역세포들 역시 끊임없이 "이건 아군인가, 적군인가?"를 판별하며 반응을 조절합니다. 내 생각의 성을 지키는 글쓰기가 그렇듯, 면역체계도 적절한 경계와 균형이 핵심인 것입니다.

죽은 시체에서 배우는 생명의 방어선

면역력의 중요성을 실감하기 위해 극단적인 상황으로 가 볼까요? 예를 들어 시체를 떠올려 봅시다. 면역세포의 기능이 완전히 멈춘 몸에는 세균과 곰팡이가 얼마든지 침입해 퍼질 수 있습니다. 끔찍하지만 분명한 메시지를 줍니다. 살아 있는 우리의 몸이 하루하루 버텨낼 수 있는 것은 눈에 보이지 않는 수많은 '**수호자**'들 덕분입니다.

면역세포라는 보이지 않는 수호자들이 항상 외부 침입으로부터 우리를 지키고 있기 때문에 우리는 건강을 유지합니다. 이처럼 반드시 필요한 면역 반응이라 해도, 면역억제제와 같이 면역을 억누르는 약은 신중하게 사용해야 합니다. 물론 루푸스와 같은 자가면역질환에서는 과도한 면역 반응을 진정시키기 위해 면역억제제가 필요합니다. 하지만 대부분의 경우 면역을 무조건 억누르기보다는 균형 있게 조절하는 것이 핵심입니다. 면역력이 지나치게 떨어져도 문제지만, 과도하게 높아도 문제를 일으키기 때문입니다.

몸을 지키는 군대와 경찰

우리 몸속 면역세포들은 마치 군대와 경찰처럼 다양한 역할을 맡고 있습니다. 예를 들어, 우리 몸의 면역세포들은 크게 두 부류로 나눌 수 있습니다.

• **즉각 대응 부대**: 대식세포, 호중구, NK세포 등은 병원균을 발견하는 즉시 공격해 제거하는 특공대입니다. 외부 침입이 발생하면 가장 먼저 달려가 처치하는 최전선 전투 부대라고 할 수 있습니다.

• **정보 처리 부대**: T세포와 B세포는 침입한 적의 정보를 조사·기록한 뒤 학습하고 기억하는 임무를 맡습니다. 일종의 면역계 '정보국'으로서, 적을 식별하고 향후 빠르게 대응할 수 있도록 정보 데이터를 축적하는 역할입니다.

특히 흉선은 이러한 면역세포들의 훈련소입니다. 이곳에서 너무 약하거나 지나치게 공격적인 미숙한 T세포들은 퇴출됩니다. 마치 군대에서 위험한 행동을 할 소지가 있는 훈련병을 조기에 걸러내듯이, 우리 몸은 스스로를 지키면서도 해치지 않는 면역 체계를 만들기 위해 엄격한 선발 과정을 거칩니다. 실제로 흉선에서는 T세포의 약 98%가 이러한 테스트를 통과하지 못하고 제거되며, 나머지 2%만이 살아남아 임무를 이어갈 정도로 까다로운 검열이 이루어집니다.

이렇게 선발된 면역세포들 덕분에 내 몸을 공격하지 않으면서도 외부의 적을 물리치는 면역 관용(免疫寬容)이 가능해집니다. 면역 관용이란 말 그대로 나와 남을 구분하고 지나친 공격을 절제하는 능력입니다.

면역력도 과하면 병

우리 면역력도 결국 균형의 문제입니다. 이는 인생의 여러 경험과도 맞닿아 있습니다. 대학교 시절, 저에게는 힘든 선택의 기로가 있었습니다. 가족의 생계를 책임져야 하는 상황에서 군 복무를 앞두고 있었고, 두 가지 과제를 두고 수없이 고민했습니다. 하나를 완전히 포기하지도 못한 채 끝없는 저울질을 거듭한 끝에, 저는 둘 사이에서 무너뜨리지 않고 균형을 잡는 길을 택했습니다. 극단 대신 균형을 추구한 경험이었습니다.

면역 체계도 이와 비슷합니다. 면역력이 너무 약하면 감염에 취약해지고, 지나치게 강하면 자가면역질환을 일으킵니다.

중요한 건 역시 균형입니다. 특히 면역세포들이 경계를 잘못 판단해서 아군을 적으로 오인하면 큰 문제가 생깁니다. 사이토카인을 마구 쏟아내며 오히려 온몸에 염증과 손상을 일으키는 것입니다. 우리 몸이 스스로를 공격하는 이 같은 면역 오작동의 결과가 바로 아토피 피부염, 천식, 루푸스, 다발성 경화증 등의 질병입니다. 면역체계의 오폭(誤爆)은 그야말로 내 성벽을 내가 무너뜨리는 꼴이 됩니다.

작은 불씨가 집을 태운다

염증 반응 역시 균형을 잃으면 위험해집니다. 급성 염증이 제대로 해결되지 않고 남아 있게 되면 만성 염증으로 진행되어 우리 몸 곳곳에 끊임없는 상처를 입힙니다. 겉보기에는 멀쩡해 보여도 속에서는 서서히 불이 타들어 가는 셈입니다. 이는 마치 집 안에 남아 있던 작은 불씨가 어느 날 거대한 화재로 번지는 것과 같습니다. 실제로 만성 염증은 가장 치명적인 심혈관질환인 죽상동맥경화증의 주된 원인이며, 나아가 염증으로 인한 세포 손상이 암 발생과 성장에도 기여하는 것으로 알려져 있습니다.

그만큼 우리 몸속 만성 염증의 불씨를 방치하면 예기치 않은 큰 병으로 번질 수 있습니다. 이러한 악순환을 막으려면 생활 속에서 면역의 균형을 조금씩 회복해 나가는 수밖에 없습니다. 특히 다음과 같은 기본 요소들을 꾸준히 관리하는 것이 중요합니다.

- **충분한 수면**: 잠을 통해 몸과 마음을 회복시키는 시간이 필요합니다.
- **균형 잡힌 영양**: 다양한 영양소를 골고루 섭취해 면역 세포들의 활동을 뒷받침해야 합니다.
- **규칙적인 운동**: 과하지 않은 꾸준한 운동은 면역 체계를 튼튼하게 유지시켜 줍니다.
- **장내 미생물 균형**: 유산균 섭취 등으로 장 건강을 돌보면 면역력이 향상됩니다.
- **스트레스 관리**: 만성 스트레스를 줄여 마음의 평정을 찾으면 면역이 안정됩니다.
- **필요시 약물 도움**: 염증이 심할 땐 약사와의 상담을 통해 항염증제 등 약물의 도움을 받는 것도 방법입니다.

무엇보다도 중요한 것은 어느 한 순간에 단번에 나아지기를 기대하기보다는, 차곡차곡 다시 쌓아올리는 끈기입니다. 면역의 균형은 하루아침에 회복되는 것이 아니기에, 조급함을 버리고 꾸준한 실천으로 작은 변화들을 축적해야 합니다.

면역은 나를 지키는 반복이다

매일 반복되는 작은 습관들이 쌓여 마침내 나를 지켜주는 든든한 성벽이 완성됩니다. 면역력도 마찬가지입니다. 규칙적인 수면, 꾸준한 운동, 그리고 스스로 마음을 돌보는 평범한 행동들이 모여서 외부 자극에도 쉽게 흔들리지 않는 견고한 면역의 성벽을 만들어 줍니다. 그 성벽이 한순간이라도 무너지면 우리는 병원균의 공격뿐만 아니라 자기 자신에게도 무너질 수 있습니다.

다시 말해, 면역의 성벽이 허물어지면 외부로부터 오는 병에도 속수무책이 되지만, 동시에 내 몸이 나 자신을 해치는 상황까지 이를 수 있다는 뜻입니다. 그렇기에 오늘도 충분히 쉬고 스스로를 돌봅시다. 하루하루의 사소한 자기 관리가 우리 몸속 면역의 군대와 경찰을 다시금 일으켜 세우는 힘이 될 것입니다. 지금 내가 반복하고 있는 이 작은 행동 하나하나가 쌓여, 결국에는 나를 가장 안전한 곳에 세우는 면역의 요새가 되어줄 것입니다.

3-2
"면역은 태도다"
약보다 강한 당신의 일상 루틴

—

 약국에서 수년간 환자들을 대하며 한 가지 사실을 깨달았습니다. 환자들에게는 '약국 약'이란 게 없다는 것입니다. 제가 정성껏 조제해 드린 약도 환자분들은 늘 "병원에서 받은 약"이라고 부르시죠. 어떤 분은 "병원 약이 독하긴 해도 효과는 좋더라" 하고, 다른 분은 "그 병원 약은 별로였어요"라고 말씀하시곤 합니다.

 그럴 때마다 약사인 저는 살짝 허탈해지지만, 정작 더 고민스러운 부분은 따로 있었습니다. 약을 점점 늘려도 건강이 나아지지 않는 분들이 많다는 현실입니다. 한때 혈압약 한 가지만 드시던 분이 해마다 약이 하나씩 추가되어 고지혈증약, 당뇨약, 위장약, 변비약… 결국 복용 목록이 길어지는 모습을 흔히 봅니다.

그런데 정작 환자의 몸 상태는 약을 처음 시작할 때와 비교해 크게 개선되지 않는 경우가 많았습니다. 실제로 국민건강보험공단의 연구에 따르면 5가지 이상 약을 장기 복용하는 노인은 그렇지 않은 노인에 비해 사망 위험이 25% 높아졌다는 결과도 있습니다.

그러니 환자분들이 "약을 좀 줄일 순 없을까요?" 하고 물으실 때, 약사인 저도 의사 처방 없이 선뜻 해드릴 말이 없어 안타깝기만 했습니다. 그런 답답함 속에서 문득 깨달은 것이 있습니다.

생활습관, 그리고 면역력. 이것이야말로 약사로서 제가 환자분들께 진짜로 전해드려야 할 건강의 시작점이라는 사실이었습니다. 약에만 의존하기보다, 스스로 면역력을 키우고 생활습관을 바로잡는 법을 알려드리는 것이 약사가 해줄 수 있는 가장 값진 조언이 아닐까 생각하게 되었습니다.

약이 소모하는 것들

만성질환 약들은 병의 진행을 막고 증상을 조절해주는 고마운 도우미인 동시에, 우리 몸속 자원들을 소모시키기도 합니다. 예를 들어 당뇨 치료제인 메트포르민은 비타민 B12의 흡수를 방해하여 말초 신경 손상이나 빈혈을 일으킬 수 있고, 고지혈증 약인 스타틴은 체내 코엔자임 Q10과 비타민 D 수치를 떨어뜨려 근육통이나 피로를 유발할 수 있습니다. 이뇨제는 칼륨과 티아민(비타민 B1)을 빠르게 배출시키며, 위산분비억제제(PPI)는 칼슘·마그네슘·비타민 B12의 흡수를 저해해 골다공증 위험을 높인다고 알려져 있습니다.

제프리 블랜드 박사는 그의 저서 『질병은 없다』에서 "약물은 간과 신장의 해독 경로를 지속적으로 자극하여 영양 대사를 망가뜨릴 수 있다"고 경고하기도 했지요. 이렇듯 약을 오래 복용하면 우리가 섭취하는 비타민이나 미네랄 등이 소모되거나 흡수가 어려워질 수 있습니다. 그래서 저는 상담할 때 항상 환자분께 여쭙습니다. "현재 드시는 약이 어떤 것들인가요?" 그리고 그 약들이 어떤 영양소를 고갈시킬 수 있는지, 또 어떻게 보완할 수 있는지 함께 살펴봅니다.

예를 들어 메트포르민을 꾸준히 드신다면 정기적으로 비타민 B12 수치를 확인하고 부족하면 보충하는 식입니다. 복용 중인 약을 점검하고 부족해지기 쉬운 영양소를 채워주는 과정을 거치면, 약의 효과는 높이고 부작용은 줄이는 데 큰 도움이 됩니다. 기능약학 1호 약사로서 이런 생활 지도를 해드리는 것이 꼭 필요하다고 느낍니다.

면역은 유연한 몸의 반응력

그렇다면 우리가 지키고 키워야 할 '면역력'이란 정확히 무엇일까요? 저는 면역력을 "외부 자극과 변화에 유연하게 대응하는 몸의 능력"이라고 정의하고 싶습니다. 가정의학전문의 정가영 원장도 자신의 책 『면역력을 처방합니다』에서 "면역은 몸이 스트레스와 환경 변화에 얼마나 유연하게 적응할 수 있느냐의 문제"라고 말했지요. 그리고 제 경험에 비추어볼 때, 우리 몸의 이러한 유연성을 결정짓는 네 가지 축이 있습니다. 바로 영양, 운동, 수면, 스트레스 관리입니다.

• **영양**: 면역세포가 제대로 작동하려면 각종 비타민과 미네랄, 양질의 단백질이 필수입니다. 특히 비타민 D와 아연^{Zinc}이 중요한데, 비타민 D 수치는 몸의 감염 저항력과 밀접한 관계가 있고 아연은 대식세포와 NK세포 같은 면역 세포의 기능에 핵심적 역할을 합니다. 안타깝게도 우리나라 성인의 상당수가 비타민 D 부족 상태라는 조사도 있습니다(혈중 비타민 D 기준치

를 높게 잡으면 남성의 83%, 여성의 88%가 결핍 상태라고 합니다.)

또 식습관이 불규칙하거나 잦은 음주, 앞서 말씀드린 여러 약물 복용 등은 이러한 영양소들을 쉽게 고갈시킵니다. 그러니 평소에 내 식단과 영양 상태를 점검하고 필요한 경우 보충해 주는 것이 면역력 관리의 첫 걸음입니다.

• **운동**: 하루 30분 정도의 빠른 걸음으로 걷기만 해도 NK 세포(자연 살해 세포)의 활성이 20~30% 증가한다고 합니다. 꼭 숨이 턱까지 차는 고강도 운동을 할 필요는 없습니다. 오히려 매일 꾸준히 할 수 있는 중간 강도의 운동이 면역 균형을 유지하는 데 가장 좋습니다.

가볍게 땀이 나는 정도의 산책, 가벼운 러닝이나 자전거 타기, 스트레칭 등이 좋지요. 중요한 것은 규칙적으로 움직여 주는 생활 리듬입니다. 운동을 통해 혈액순환이 개선되고 스트레스도 풀리면서 면역 세포들이 활발히 일할 수 있는 환경이 만들어집니다.

• **수면**: 잠이 보약이라는 말이 괜히 나온 게 아닙니다. 수면이 부족하면 면역 최전선에 있는 백혈구의 수와 각종 면역 물

질 분비가 급격히 감소합니다. 실제로 한 연구에 따르면 밤에 6시간 이하로 자는 사람은 7시간 이상 자는 사람보다 감기에 걸릴 확률이 4배나 높았다고 합니다.

이처럼 수면 부족은 우리 몸의 방어력을 떨어뜨리고 염증 반응을 키울 수 있습니다. 반대로 하루 7~8시간의 충분한 수면을 규칙적으로 취하면 면역세포들이 최상의 컨디션을 유지하게 됩니다. 밤에 숙면을 취할 수 있도록 잠들기 전에 스마트폰 화면 대신 책을 읽거나 조용한 음악을 들으며 몸과 마음을 천천히 이완해 보세요. 수면은 면역력의 기본 토양과 같습니다.

• **스트레스 관리**: 만성적인 스트레스는 우리 면역계를 억누르고 체내 염증 반응을 유발하는 주범입니다. 스트레스를 많이 받을수록 감기 같은 감염질환에 걸릴 확률이 높아지고, 상처 치유가 더디다는 사실이 알려져 있습니다. 반면에 가족이나 친구와 따뜻한 대화를 나누고 웃음을 터뜨리는 시간, 잠시 깊게 숨 쉬며 명상으로 마음을 안정시키는 시간 등은 면역력을 회복시키는 데 매우 효과적입니다.

병원에서 같은 치료를 받아도, 낙천적인 마음가짐과 사회적 지지도가 높은 환자가 그렇지 않은 환자보다 회복이 빠르다는 보고도 있습니다. 결국 마음의 평온과 즐거움이 면역세포들의 활동을 북돋우는 셈입니다. 일이 아무리 바쁘고 힘들어도 스스로 행복을 느낄 작은 여유를 찾으려고 노력해보세요. 웃음, 감사, 휴식이 면역력의 숨은 보약입니다.

결국, 약보다 중요한 것은 태도입니다

흔히 "감기는 약을 먹어도 7일, 안 먹어도 7일간 간다"는 말이 있습니다. 감기약은 콧물이나 두통 같은 불편한 증상을 덜어줄 뿐, 정작 감기 바이러스를 물리치는 일은 우리 몸의 면역계가 해냅니다. 저도 손님들에게 종종 말씀드립니다.

"결국 병을 이기는 건 약이 아니라 당신 몸의 반응력입니다."

면역력은 타고난 유전자만의 문제가 아니고, 무조건 병원에서 처방받는 약만으로 만들어지는 것도 아닙니다. 매일 무엇을 먹고, 어떻게 자고, 어떻게 쉬느냐 그 작은 습관들과 생활 태도가 우리 몸의 면역력을 결정짓습니다.

예를 들어 아침에 자가용 대신 걷거나 자전거를 타고 출근하는 것, 업무 중 힘들 때 잠시 커피 한 잔의 여유를 가지는 것, 그리고 저녁에는 치맥보다 식이섬유가 풍부한 샐러드와 견과류를 가족과 함께 먹으며 하루를 마무리하는 것… 이런 사소해 보이는 습관들이 쌓여서 결국 당신을 병원의 문턱에서 멀어지게 할 든든한 '면역의 성'을 만들어냅니다. 약으로 세운 탑은 때로 쉽게 무너질 수 있지만, 건강한 태도로 쌓아 올린 면역의 성은 웬만한 풍파에도 끄떡없을 것입니다.

마지막으로, 혹시 지금 스스로 "내 면역력이 참 약해진 것 같아" 하고 자책하고 있다면 그러지 않으셔도 됩니다. 면역력은 타고난 것으로 고정되는 것이 아니라 천천히, 그리고 꾸준히 회복시킬 수 있는 능력이니까요. 한때 약에 의존할 수밖에 없었던 몸이라도 이제부터 생활습관을 가꾸기 시작하면 생각보다 빠르게 회복 탄력을 되찾을 수 있습니다.

제가 약국에서 지켜본 바로도, 우리 몸은 우리가 생각하는 것보다 훨씬 놀라운 회복력을 지니고 있었습니다. 결국 몸을 향한 당신의 다정한 관심이 가장 좋은 백신이 됩니다. 그러니 오늘부터 아주 작은 실천이라도 시작해보세요. 지금 이 순간 따뜻한 차 한 잔을 자신에게 선물하거나, 햇볕 아래 산책을 잠깐 다녀오는 것도 좋겠습니다. 오늘 하루, 내 몸을 사랑하는 일부터 시작해보세요. 그 작지만 소중한 실천이 쌓이고 쌓여, 결국 어떤 약보다도 오래 가는 힘이 되어줄 것입니다. 건강이라는 긴 여정에서, 약사가 아니라 한 사람으로서 진심 어린 응원과 격려를 당신께 전합니다. 건강하세요.

3-3
심장병이 알려준 진실
장을 돌봐야 면역이 살아난다

"심장에 류마티스성 염증이 있습니다."

의사의 이 한마디에 제 머릿속이 새하얘졌습니다. 건강에 문제가 없다고 믿었던 제게 날아든 청천벽력 같은 진단이었습니다. 의사는 승모판 탈출증을 진단하며 판막이 부어서 잘 닫히지 않는 상태라고 설명했습니다. 운동도 금지라는 말에 두 어린 아이들이 떠올랐고 가슴이 철렁 내려앉았습니다.

'술도 안 하고, 매주 30km 넘게 걷고, 식사와 수면까지 챙겼는데… 대체 왜 나에게 이런 일이?' 하는 의문이 머릿속에 맴돌았습니다. 그러나 그 질문의 답은 쉽게 찾을 수 없었습니다. 그로부터 얼마 후 제가 약국을 개업하고 자가면역 질환에 대해 공부하는 과정에서 한 가지 깨달음을 얻었습니다. '류마티스성'이라는 말은 흔히 관절염을 떠올리게 하지만, 실제로는 관절 문제가 아니라 우리 몸 면역 시스템의 오류를 가리킨다는 사실이었습니다.

자가면역: 내 몸의 군대가 나를 공격할 때

우리 몸의 면역세포는 본래 세균이나 바이러스 같은 외부 침입자를 찾아내 공격하는 방어 부대입니다. 그러나 자가면역 질환이 발생하면 이 면역 부대가 적을 잘못 인식합니다. 내 조직을 '적'으로 착각하고 오히려 내 몸을 공격해 버리는 것입니다. 예를 들어, 저처럼 인후염을 일으키는 연쇄상구균에 감염된 후 면역계가 심장 단백질을 적으로 오인하여 염증을 일으키는 류마티스 열이 대표적인 사례입니다. 억울했지만 원인을 파고들자 하나의 공통된 연결고리가 보였습니다. 바로 장(腸)이었습니다.

변비와 식습관이 만든 장의 위기

제 생활습관도 장 건강을 해치는 요인 중 하나였습니다. 늘 식사를 급히 해치우고, 약국에 손님이 몰릴 때면 화장실에 갈 타이밍을 놓치곤 했습니다. 이러한 습관들로 결국 만성 변비를 달고 살게 되었고, 제 장내 환경도 나빠지는 게 느껴졌습니다. 장(腸)은 몸속 독소를 해독하고 면역을 조절하는 중요한 기관입니다. 그런데 변비가 심해지면 장내 유익균보다 유해균이 활개치고, 장의 점막까지 손상될 수 있습니다. 이렇게 장벽에 손상이 생기면 장 속의 세균 조각이나 독소 등이 밖으로 새어나가는 **장누수증후군** Leaky Gut이 나타나고, 이는 면역계를 과도하게 자극할 수 있습니다.

글루텐과 렉틴: 장을 자극하는 음식들

저는 빵, 시리얼, 파스타처럼 밀가루 음식을 즐겨 먹었습니다. 그런데 밀에 포함된 글루텐 성분이 장벽을 느슨하게 만들어 장 누수를 일으킬 수 있다는 것을 알게 되었습니다. 스티븐 건드리 박사는 곡물과 콩류에 많은 렉틴이라는 성분도 예민한 장 벽을 자극할 수 있다고 설명합니다. 물론 이런 성분이 모두

에게 문제를 일으키는 것은 아니지만 장이 약해진 사람에게는 악영향을 줄 수 있습니다. 그래서 저는 즐겨 먹던 음식 섭취를 줄이고, 곡물과 콩류는 충분히 익히거나 발효시켜 먹기 시작했습니다.

수면·스트레스·수분: 조용한 방해꾼
—

수면 부족, 만성 스트레스, 수분 섭취 부족은 장 건강을 해치는 숨은 요인들입니다. 진단 전 저는 하루 5~6시간밖에 잠을 자지 않았고 스트레스에 시달렸습니다. 수면이 부족하고 스트레스가 지속되면 코르티솔(스트레스 호르몬) 분비에 문제가 생겨 장내 유익균이 줄고 면역계가 과민해집니다. 수분 섭취도 큰 문제였습니다. 게다가 '식사 중에 물을 마시면 안 된다'는 속설을 믿고 물도 거의 마시지 않았습니다. 이런 잘못된 습관들이 장 건강의 균형을 무너뜨렸습니다.

장을 살리자, 면역이 달라졌다
—

저는 무너진 장을 되살리기 위해 생활습관을 하나씩 고쳐나갔습니다.

- 식사는 천천히 하고 음식은 꼭꼭 씹어 먹기
- 하루 2L 이상의 물을 여러 번 나눠 마시기
- 7시간 이상 숙면하기
- 짧은 산책과 명상으로 스트레스 관리하기
- 식이섬유와 유산균 섭취하기

몇 달 뒤 혈액 검사에서는 염증 수치(CRP)가 눈에 띄게 낮아졌습니다. 물론 이미 손상된 심장 판막은 되돌릴 수 없었지만 면역 상태는 훨씬 안정되었고 몸 컨디션도 이전보다 현저히 좋아졌습니다.

꼭 기억하고 싶은 실천 팁

- **퇴근길 걷기**: 퇴근 후 30분 걷기만으로도 장 건강과 면역력에 도움이 됩니다.
- **숙면 확보**: 매일 밤 최소 7시간 숙면을 취하는 것이 자가면역 질환 예방의 핵심입니다.
- **스트레스 다루기**: 틈틈이 심호흡을 하거나 멍하니 휴식을 취하면 스트레스로 인한 면역 교란을 줄일 수 있습니다.
- **장내 미생물 관리**: 발효식품과 식이섬유를 충분히 섭취하고, 필요

하면 유산균 보충제도 챙겨 드세요.

- **혈액순환과 심혈관 건강에 좋은 영양소**: 코엔자임 Q10(CoQ10), 오메가-3 지방산, 비타민 B군, 비타민 D 등을 꾸준히 섭취하세요.

  심장병이라는 큰 위기를 겪고 나서야 병이 단순히 몸의 고장이 아니라 어쩌면 몸이 보내는 비상 신호일 수 있다는 사실을 깨달았습니다. 장을 돌보고 생활을 바꾸자 몸도 마음도 한결 가벼워졌습니다. 그 경험 덕분에 작은 변화라도 꾸준히 실천하면 큰 회복으로 이어질 수 있다는 확신이 생겼습니다. 혹시 피곤하고 예민하며 자주 아프신데 그 원인을 몰라 답답하다면 장 건강과 면역 상태부터 점검해보세요. 작은 습관 변화가 건강을 되찾는 첫걸음이 될 수 있습니다. 당신의 몸은 돌봐주는 만큼 스스로 치유할 수 있는 힘을 지니고 있으니까요.

3-4
약만 믿다 건강을 잃지 않으려면
자가면역과 면역력에 대한 약사의 고백

―

약국 문을 연 지 얼마 되지 않아, 콧물을 훌쩍이며 들어오는 중년의 손님이 계셨습니다. 해마다 환절기만 되면 비염으로 고생하는 분이어서 제가 익히 알고 있는 손님이었지요. 접수된 처방전을 확인하며 저는 슬쩍 혼잣말로 중얼거렸습니다.

"이번엔 항히스타민제에 분무형 스테로이드까지 추가되었네요…"

손님은 이미 익숙하다는 듯 약 봉투를 받아 조용히 돌아서셨지만, 제 마음 한구석은 씁쓸함을 감출 수 없었습니다. 문득 이런 생각이 들었습니다. 정말 이분의 만성 비염이 스프레이 몇 번으로 완전히 나아질 수 있을까? 과연 약만 계속 써서 면역력이 튼튼해지고 건강이 회복될까 하는 의문이 떠나지 않았습니다.

사실 많은 분들이 이렇게 믿곤 합니다.

"병원에서 준 약만 꾸준히 먹으면 면역력이 좋아지고 결국 건강해질 거야."

저 역시 약학대학 시절에는 신약 개발만 잘 이루어지면 언젠가 모든 병이 정복될 거라고 배웠고, 또 그렇게 믿었습니다. 하지만 동시에 약의 부작용 사례들과 탈리도마이드 참사* 같은 일들도 배웠기에, 한동안 저는 스스로 아파도 약을 쉽게 먹지 않으며 지냈습니다.

조현병 약을 복용하시던 아버지께도 약의 부작용에 대해 경고할 정도로 경계심이 컸지요. 그런데 대학병원 앞 문전약국에서 근무를 시작하면서 제 생각은 다시 180도로 바뀌게 되었습

---

*탈리도마이드 참사: 1950~60년대 독일에서 개발된 진정제 탈리도마이드는 입덧 완화용으로 임산부에게 널리 사용되었으나, 수천 명의 신생아에게 팔다리 기형(사지결손증)을 유발했다. 약물의 부작용이 임상시험 없이 판매된 탓에 발생한 비극으로, 이후 전 세계적으로 의약품 안전성과 임상시험 규제가 강화되는 계기가 되었다.

니다. 하루에도 수백 장씩 쏟아지는 처방전을 조제하며 약 성분, 용량, 부작용을 순식간에 판단해 설명하는 일이 일상이 되자, 저도 모르게 약을 절대적으로 신뢰하게 된 것입니다.

어느새 저는 혈압이 140 정도만 돼도 "이제 약 드시는 게 좋겠어요", 혈당이 살짝 올라가도 "지금 약을 시작해야 나중에 큰일을 막을 수 있어요"라는 말을 아무렇지 않게 건넸습니다. 정작 예전에 내과 교수님이 제게 해주신 "젊은 사람이니 혈압약은 최대한 늦게 시작하자"라는 조언은 까맣게 잊은 채 말입니다.

약국과 병원의 처방 중심 구조

이런 흐름은 비단 저만의 문제가 아닙니다. 대학병원 앞 문전약국이나 메디컬 빌딩에 자리 잡은 약국에서 일하는 많은 약사분들도 아마 공감하실 겁니다. 우리 현행 의료 시스템에서는 처방전이 약국의 생계이자 최우선 순위가 됩니다. 약국은 질병을 직접 진단하거나 치료법을 제시할 권한이 없기에, 병원에서 처방전을 주지 않으면 아무 일도 시작할 수 없습니다. 심지어 병원과의 관계가 틀어져 처방전 공급이 끊기면 약국 매출이 급감할 정도입니다.

그 결과 약사는 환자에게 "약을 조제해 설명해주는 사람" 역할에 머무르는 경우가 많고, 환자에게 생활습관이나 몸의 자가치유력에 대해 이야기하기는 쉽지 않습니다. 특히 바쁘기로 소문난 병원 옆 약국일수록 "처방전 수가 그 정도면 잘하고 있다"는 평가를 받기 마련이지요. 그러나 저는 이런 구조 안에서도 스스로에게 질문을 던지곤 합니다. 정말 이렇게 계속 약만 늘려가는 게 환자에게 최선일까?

약은 늦게 시작할수록 좋을 때도 있다

물론 경우에 따라 약물 치료는 반드시 필요합니다. 그렇지만 저는 가능하다면 전문의약품의 복용 시작 시점을 조금이라도 늦추는 편이 현명하다고 생각합니다. 새로운 약의 종류와 복용 개수를 늘리기 전에, 현재 상태를 약 없이 개선하거나 유지할 방법부터 찾아보는 것이 바람직하지 않을까?

실제로 식습관 관리와 꾸준한 운동만으로도 약을 당장 시작하지 않고 몇 년씩 안정적인 혈압과 혈당을 유지하는 분들이 적지 않습니다. 그럼에도 일단 약을 복용하기 시작하면, 대개 용량이 점차 올라가고 다른 약들까지 추가되는 양상을 많이 보았습니다. 결국 만성질환을 다스리려면 단순히 증상을 억누르는

데 그칠 것이 아니라, 몸이 스스로 회복할 수 있도록 돕는 방향으로 관점을 전환해야 합니다. 다시 말해 약이 내 건강을 대신해 줄 수 없고, 내 건강의 주체는 바로 나 자신임을 깨달아야 한다는 것입니다. 이것이 바로 기능약학이 추구하는 바입니다.

알레르기와 자가면역… 그리고 장(腸) 건강

비염, 천식, 아토피, 류마티스 관절염… 이 모든 질환은 면역계의 과민반응이나 자가면역 이상과 깊은 관련이 있습니다. 알레르기성 질환은 꽃가루, 집먼지, 특정 음식 같은 외부 물질에 면역계가 과도하게 반응해 히스타민과 사이토카인 등이 분비되고, 그 결과 콧물·기침이 나고 피부에 발진이 생기는 현상입니다.

한편 자가면역 질환은 내 몸의 조직을 면역세포가 '적'으로 착각해 공격하는 경우를 말합니다. 예를 들어 류마티스 관절염이라면 관절막을 내 면역세포가 공격해 염증성 사이토카인이 폭주하고, 그로 인해 관절 조직이 심하게 손상됩니다.

그런데 최근의 연구들을 보면 이러한 면역 시스템의 오작동이 우리 장 건강과 깊이 연결되어 있다는 사실을 보여줍니다. 장내 미생물의 균형이 깨지거나 장누수증후군(leaky gut)처럼 장벽 기능에 문제가 생기면, 우리 면역계가 지속적으로 자극을 받아 엉뚱하거나 과도한 반응을 일으킬 수 있다는 것이지요. 변비, 설사, 잦은 복통, 소화불량, 만성 피로와 같은 증상이 계속된다면 모두 장 건강에 이상이 있다는 신호일 수 있습니다.

그렇다면 해답은 무엇일까요? 결국 해답은 생활습관을 통해 내 몸의 자생력과 면역 균형을 되찾는 것입니다. 약이 할 수 없는 부분을 메우는 건, 잘 먹고 잘 자고 적절히 스트레스를 다스리며 장의 소화와 배출 기능을 돕는 식생활입니다. 저는 그래서 환자분들께 처방약을 건넬 때마다 꼭 한마디를 덧붙입니다. "식단, 수면, 스트레스… 이 세 가지도 함께 꼭 챙기세요." 약만 드시고 끝내지 말고, 생활 전반을 돌아보며 몸이 스스로 회복할 수 있는 환경을 만들어 드리라는 뜻입니다.

나의 면역은 나의 선택에서 시작된다

이쯤 읽으셨다면 제가 왜 "약을 덜 먹자"고 주장하는지 조금은 이해가 되셨을 것입니다. 약은 어디까지나 보조 수단일 뿐입니다. 진짜 주역은 다름 아닌 내 몸 자신이고, 그 몸을 지휘하는 장군 역시 나 자신입니다.

비록 현실의 병원과 약국은 여전히 '처방 중심 시스템'에 갇혀 있지만, 그 틀 안에서도 환자 스스로 자신의 삶을 바꾸는 힘을 발휘할 수 있다고 저는 믿습니다. 약물에만 의존하지 않고 내 생활을 바꾸는 힘을 되찾는 것, 바로 그것이 만성질환과 자가면역 질환을 진정으로 치유하는 첫걸음이 될 것입니다. 몸은 과수원입니다. 병든 나무를 살릴 때 농약만 마구 뿌릴 게 아니라 물을 주고 흙을 갈아주며 햇볕을 충분히 쬐어 주어야 하듯이, 우리 몸도 기본에 충실한 보살핌이 필요합니다. 진짜 건강은 바로 그런 정성 어린 돌봄의 습관에서 시작됩니다.

당신은 이미 당신 몸속 면역 군단의 장군입니다. 비염이든 아토피든 류마티스 관절염이든, 이런 면역 이상으로 인한 증상들은 참 고통스럽고 빨리 사라지기만을 바라게 마련입니다. 그러나 가만히 생각해보면 때로 그 증상 자체가 우리 몸이 보내는 일종의 구조 요청 신호일 수도 있습니다. "이제 그만! 뭔가 생활을 바꿔야 해!" 하고 우리 면역 시스템이 외치고 있는 것인지도 모릅니다.

의사가 아무리 훌륭해도, 약사가 아무리 친절해도, 그 누구도 내 인생과 내 몸을 대신 살아줄 수는 없습니다. 약의 힘을 잠시 빌릴 수는 있어도, 결국 내 몸을 되살리는 생활습관은 내가 직접 실천해야만 합니다. 이제 여러분은 어떤 길을 선택하시겠습니까? 평생 약만 믿고 의지하며 살아갈 것인가요, 아니면 오늘부터 내 생활습관을 바꾸어 내 몸의 주인이 되는 길을 걸어볼 것인가요?

오늘도 약국에서 환자들과 면역에 대한 이야기를 나누면서, 저는 마음속으로 조용히 외칩니다.

"약은 시작일 뿐입니다. 진짜 보약은 당신의 생활습관입니다."

부디 이 말을 가슴에 새기시고, 자신의 몸을 돌보는 힘을 잊지 않으시길 바랍니다. 여러분, 오늘도 건강하세요.

3-5
내 몸을 지키는 마음의 힘

"약사님, 약을 먹어도 잘 낫질 않아요. 스트레스가 심해지니 감기도 자주 걸리고, 장염도 잘 생기고, 밤에는 잠도 잘 안 와요…"

약국에서 이런 이야기를 들을 때마다 스트레스가 결코 만만한 상대가 아니라는 사실을 절감합니다.

스트레스는 몸과 마음, 장과 면역, 수면과 감정 등 건강의 거의 모든 영역을 뒤흔드는 보이지 않는 파도입니다. 요즘 부신피로 증후군, 불면, 우울, 소화 장애 등을 호소하는 분들이 많은데, 모든 증상의 배경에는 공통적으로 스트레스가 자리하고 있습니다. 오늘은 약사로서 제가 직접 경험한 바에 과학적 근거를 더해, 스트레스가 우리 몸의 균형을 어떻게 무너뜨리는지 살펴보고 이를 회복할 수 있는 구체적인 방법들을 함께 나누고자 합니다.

1. 스트레스는 면역의 전원을 끄는 스위치

스트레스 반응은 본래 '투쟁 혹은 도피fight or flight'라고 불리며, 위험에서 벗어나도록 우리 몸이 가동하는 생존 메커니즘입니다. 일시적으로 끝나는 스트레스는 도움이 되지만, 문제는 지속적인 스트레스입니다.

• **코르티솔 폭주**: 스트레스가 지속되면 시상하부-뇌하수체-부신HPA축이 지나치게 활성화되어 코르티솔이 과다 분비됩니다. 코르티솔은 처음에는 염증을 억제하는 역할을 하지만, 시간이 지날수록 면역세포(T세포, B세포)의 기능을 떨어뜨리고 오히려 염증 반응이 더 쉽게 일어나는 역설적인 상황을 초래합니다.

• **미주신경 기능 저하**: 또한 스트레스는 장과 뇌를 잇는 **미**

주신경Vagus nerve의 기능도 약화시킵니다. 미주신경은 장의 운동과 분비, 염증 조절에 깊이 관여하는데, 이 신경의 신호가 약해지면 장내 미생물 균형이 깨지고 면역력도 무너지게 됩니다. 저 역시 수능을 다시 준비하던 시절, 심한 불면과 소화불량으로 고생하며 스트레스의 무서움을 온몸으로 체감한 적이 있습니다. 그때는 감기를 달고 살다시피 했고, 먹는 족족 체하니 속 편한 날이 없었습니다.

2. 부신피로 증후군: 버티던 몸의 고장 신호

아침에 일어나기 힘들고, 오후에는 기운이 빠지는데 밤이 되면 오히려 눈이 말똥말똥해진다면 어떨까요? 이는 흔히 말하는 **부신피로 증후군**Adrenal Fatigue의 대표적인 신호입니다. 엄밀히 말하면 '부신피로 증후군'은 의학적으로 공식적인 질병 명칭은 아닙니다.

그러나 만성 스트레스로 부신이 지쳐 코르티솔 분비에 이상이 생기면, 피로와 면역 저하, 수면 장애 등이 동시에 나타나는 상태를 가리키는 용어로 쓰이고 있습니다. 저도 군 복무를 마치고 재수를 준비하던 시절에 몸이 한계에 다다랐던 적이 있습니다.

잠은 늘 부족했고 끼니는 거르기 일쑤였으며, 긴장은 극도로 높아진 상태가 계속됐습니다. 그러다 결국 공황 발작처럼 숨이 가빠지고 온몸이 떨리는 증상까지 겪게 되었습니다. 그 힘겨운 시기를 겪고 나서 저는 한 가지 교훈을 얻었습니다. 의지로 버티는 데는 한계가 있다. 내 몸이 고장 나면, 어떤 노력도 소용없다.

3. 불안과 우울, 그리고 수면장애까지 이어지는 장 건강

불안하거나 우울할 때 유독 소화가 잘 안 되고 배가 아픈 경험을 한 적 있으신가요? 반대로 장이 불편하면 사소한 자극에도 감정이 더욱 예민해지고 기분이 가라앉는 것을 느끼게 됩니다. 이는 우연이 아닙니다. 장과 뇌는 밀접하게 연결되어 있기 때문입니다.

예를 들어 우리 몸에서 생성되는 세로토닌의 약 90%가 장에서 만들어집니다. 장에 염증이 생기면 이 중요한 신경전달물질의 분비가 줄어들 수밖에 없습니다. 또한 장내 유해균이 늘어나면 면역세포가 과잉 반응하고, 그로 인한 염증 물질 등이 뇌 기능에도 부정적인 영향을 미칩니다.

실제로 약국에서 알레르기 비염이나 아토피처럼 면역 과민

반응을 겪는 분들이 우울감까지 호소하는 경우를 자주 봅니다. 장과 면역, 뇌가 하나로 긴밀하게 연결되어 있다는 분명한 증거입니다. 수면도 예외는 아닙니다. 스트레스가 심하고 장에 염증까지 있다면 수면 호르몬인 멜라토닌 분비가 줄어들고, 밤에도 몸이 각성 상태를 유지하여 불면증에 시달리기 쉽습니다. 저 역시 밤샘 공부로 지쳤을 때 유난히 감기에 잘 걸리고 장 건강이 나빠졌는데, 그때 '잠이 곧 면역이다'라는 말을 실감했습니다.

4. 회복의 실마리: 몸이 먼저 숨 쉴 수 있게

스트레스로 지친 부신과 장, 무너진 면역을 되살리려면 무엇보다도 생활습관 개선이 우선입니다. 또한 몇몇 영양소를 보충하면 회복에 큰 힘이 될 수 있습니다.

• **비타민 B군**: 특히 비타민 B5(판토텐산)는 '안티-스트레스 비타민'으로 불릴 만큼 코르티솔 조절과 부신 기능 회복에 중요합니다. 또한 비타민 B6는 세로토닌과 GABA 합성에 참여하여 우울감과 불면 증상을 개선하는 데 도움을 줍니다.

- **마그네슘**: 신경을 이완하고 근육 긴장을 풀어주는 데 탁월한 미네랄입니다. 스트레스로 예민해진 신경을 진정시키고 불안을 줄이는 데 큰 도움이 됩니다.

- **아연^{Zn}**: 면역세포 생성과 기능 회복에 꼭 필요한 영양소입니다. 아연이 부족하면 우울감이나 불안 증상이 심해질 수 있다는 연구 결과도 있습니다.

- **오메가-3 지방산**: 뇌 신경세포의 막을 유연하게 유지해주며, 염증을 조절하고 기분을 안정시키는 데 유익합니다.

이 밖에도 비타민 D, 철분, 멜라토닌, 트립토판 등 다양한 영양소와 보충제가 회복에 도움을 줄 수 있습니다. 그러나 아무리 좋은 영양제라도 기본적인 생활습관의 토대가 탄탄하지 않으면 큰 효과를 보기 어렵다는 점을 꼭 기억해주세요.

결론: 면역력은 '내가 나를 돌보겠다'는 결심에서 시작된다

스트레스를 완전히 없앨 수는 없습니다. 그러나 스트레스를 다스리는 법은 배우고 익힐 수 있고, 무너진 건강의 회복은 지금부터라도 시작할 수 있습니다. 우리 모두 몸이 보내는 신호를 무시하고 지내는 경우가 많지만 이제는 그런 인식을 바꾸어야 합니다.

내 몸의 주인은 나다. 내 면역력의 장군은 바로 나다.
—

장도, 뇌도, 부신도 함께 회복될 수 있도록 스스로를 돌보는 작은 루틴들을 하나씩 만들어 보세요. 가벼운 산책, 명상, 신선한 음식, 충분한 숙면, 그리고 따뜻한 공동체가 주는 정서적 안정까지 잘 챙겨보세요. 이 모든 것이 결국 내 면역력을 다시 일으켜 세우는 씨앗이 될 것입니다. 어쩌면 지금이 바로 그 씨앗을 심을 때인지도 모릅니다. 그 첫걸음을 내딛는 당신을 진심으로 응원합니다. 당신은 생각보다 훨씬 더 회복력이 강한 사람입니다.

PART 4

습관 ❸
독소가 쌓이면 병이 생긴다
C: Clean Detox

4-1
"간도, 나도 쉬고 싶다"
해독이 필요한 당신에게

—

"약사님, 술도 담배도 안 하는데 얼굴이 왜 이렇게 누렇게 떴을까요?"

며칠 전, 40대 직장인 K씨가 제게 털어놓은 고민입니다. 술도 담배도 하지 않고 나름 건강을 챙긴다는 그분이었는데, 아침마다 몸이 천근만근이고 거울 속 자신의 안색이 점점 칙칙해진다고 했지요.

저 역시 처음엔 의아했습니다. 하지만 증상을 듣자 한 가지 가능성이 떠올랐습니다. 바로 간의 피로입니다. 흔히 간은 '침묵의 장기'라고 불립니다. 통증 같은 뚜렷한 신호 없이도 서서히 지쳐가기 때문이지요. 하지만 간이 말이 없을 뿐, 우리 몸은 간접적으로 SOS 신호를 보내고 있습니다. 이유 없는 만성 피로, 얼굴빛 변화, 잦은 소화 불량… 모두 간이 지쳐 있다는 증거일 수 있습니다. 특별한 질환이 없는데도 이런 증상이 지속된다면, 간이 조용히 도움을 청하고 있는 것인지 모릅니다.

저 역시 비슷한 경험을 한 적이 있습니다. 술과 담배를 전혀 하지 않았는데도, 하루도 쉬지 않고 약국 일과 육아, 교회 일까지 뛰어다니던 때가 있었지요. 그러자 얼굴 피부톤이 점점 거뭇하게 변하고, 아무리 쉬어도 피로가 풀리지 않는 겁니다. 결국 간이 몸속 독소를 감당하지 못해 보내는 무언의 경고가 나타난 것이었죠. 그때 저는 "나는 약사니까 괜찮을 거야" 하고 간을 과신했던 자신을 돌아보게 되었습니다. 술·담배를 하지 않는다는 이유만으로 내 간은 멀쩡할 것이라 믿었던 안일함을 뼈저리게 깨달았던 순간이었습니다.

왜 해독이 중요한가?

간은 우리 몸의 해독 공장입니다. 우리가 섭취하는 음식과 약물, 일상에서 마주치는 각종 화학물질과 독소를 처리해 몸 밖으로 내보내지요. 이 복잡한 해독 과정은 두 단계로 이루어집니다.

- **1단계 해독**: 간의 효소(대표적으로 사이토크롬 P450 계열)가 독소를 분해 가능한 형태로 변환합니다. 다만 이 과정에서 독소가 일시적으로 더 독한 중간산물로 바뀌기도 합니다.
- **2단계 해독**: 1단계에서 변환된 독성 물질에 황(S)이나 글루타치온 같은 물질을 결합해 수용성으로 만들어줍니다. 이렇게 해야 독소가 담즙이나 소변에 녹아 몸 밖으로 배출될 수 있지요.

문제는 이러한 해독 단계가 원활하게 이루어지지 않을 때 생깁니다. 수면 부족, 만성 스트레스, 영양소 결핍이 겹치면 해독 시스템이 제 기능을 못 하고 무너질 수 있습니다. 현대인은 미세먼지와 식품 첨가물처럼 알게 모르게 다양한 독소에 노출되기 쉬운데요.

저도 약사로 일하면서 매일 가루약을 조제하다 보니 그 미세한 분진을 흡입하고, 프린터 토너나 각종 화학 성분에 노출되곤 했습니다. 정작 내 몸 해독에는 소홀했던 때이지요. 술도 담배도 안 하니까 간은 괜찮을 것이라고 안심했던 제 생각은 큰 착각이었습니다.

자연이 준 해독 조력자들

뒤늦게 간 건강의 중요성을 깨닫고 공부하면서 고마운 조력자들을 알게 되었습니다. 대표적인 것이 MSM(식이유황)과 각종 십자화과 채소입니다. MSM은 음식으로 섭취하는 유황 성분으로, 간의 해독 효소 중 하나인 글루타치온 생성에 꼭 필요한 물질입니다.

충분한 MSM은 항산화 능력을 높여 간세포가 손상되는 것을 줄여주지요. 처음에는 저용량으로 시작해 서서히 늘리는 것이 바람직합니다. 또 브로콜리, 양배추, 케일 같은 십자화과 채소에는 2단계 해독을 도와주는 설포라판sulforaphane과 인돌-3-카비놀 성분이 풍부합니다. 이런 자연 성분들이 간 해독의 마무리 작업을 촉진해 주는 핵심 역할을 합니다.

이밖에도 밀크시슬(엉겅퀴 추출물)처럼 예로부터 간 건강에 쓰이는 영양소도 기억해둘 만합니다. 무엇보다 이런 조력자들을 꾸준히 활용하는 것이 중요합니다. 저도 직접 실천해보았는데요. 하루 한 끼는 브로콜리나 양배추 등이 듬뿍 든 샐러드를 먹고, 부족한 영양소는 MSM 보충제를 통해 채웠습니다. 그 결과 얼마 지나지 않아 피로가 줄고 얼굴 안색이 눈에 띄게 밝아지는 변화가 나타났습니다. 생각보다 간은 우리가 조금만 도와줘도 금세 반응해 준다는 것을 제 몸이 보여주었습니다.

담즙의 흐름도 중요합니다

해독의 끝은 배출입니다. 간이 열심히 독소를 해독해도 담즙 흐름이 막히면, 처리된 독소가 다시 혈류로 돌아가 재흡수되는 일이 생깁니다. 이렇게 해독된 독소를 배출하지 못하면 결국 "해독 실패"가 되고 맙니다. 따라서 간에서 만든 담즙이 잘 흘러가도록 돕는 생활습관도 중요합니다.

담즙의 흐름을 원활히 하려면 다음 사항을 실천하세요.

- **물을 자주 마셔 수분 보충하기**: 충분한 수분은 담즙의 농도를 묽게 해 배출을 쉽게 합니다.

- **식이섬유 충분히 섭취하기:** 채소, 과일 등 섬유질을 먹어 변비를 예방하면 독소가 장에서 지체되지 않습니다.

- **무리한 야식과 폭식 피하기**: 한밤중에 기름지고 자극적인 음식을 과하게 먹으면 담즙 분비 리듬이 깨집니다. 가능하면 위장에 휴식 시간을 주세요.

- **규칙적인 수면과 운동하기**: 적절한 운동은 담즙 순환을 도와주고, 규칙적인 숙면은 간의 리듬을 정상으로 유지합니다.

이러한 작은 실천들이 담즙의 흐름을 도와 해독을 마무리짓는 열쇠가 됩니다. 간이 애써 해독한 노폐물이 마지막까지 잘 배출될 수 있도록, 생활습관으로 뒷받침해 주는 것이지요.

간을 위한 생활 루틴 체크리스트

—

- 하루 한 끼 브로콜리·양배추 등 십자화과 채소 챙겨 먹기
- MSM, 밀크시슬, 비타민 B군 등 간에 좋은 영양소 보충하기
- 하루 6~8잔 물 충분히 마시기
- 불필요한 약물 복용과 과도한 음주 줄이기
- 충분한 수면과 취미생활 등으로 스트레스 관리하기

간도, 나도 쉬어야 산다

—

과거의 저는 제 간 건강을 과신했습니다. "나는 약사니까 괜찮겠지"라는 안일한 생각으로 몸을 돌보지 않았지요. 그때 제 얼굴빛은 점점 검게 변했고 아침마다 피로는 쌓여만 갔습니다. 다행히도 아직 늦지 않았을 때 깨달아 생활 습관을 고치자, 간

은 놀랍게도 금방 회복의 신호를 보내주었습니다.

제 경험을 통해 간은 독소를 깨끗이 떠나보내기 위해 쉬고 싶어도 쉴 수 없는 장기라는 사실을 절감했습니다. 혹시 이 글을 읽는 당신도 요즘 따라 유난히 피곤하고 안색이 칙칙하지는 않나요? 그렇다면 어쩌면 간이 조용히 **"나도 쉬고 싶다"**라고 신호를 보내고 있는 것인지 모릅니다. 그렇다면 지금부터 아주 작은 변화로 간에게 휴식을 줘 보세요.

채소 한 접시, 물 한 잔, 잠 30분 더 자기 같은 사소한 실천이 간 해독의 시작이 될 수 있습니다. 건강은 하루아침에 만들어지지 않지만, 매일의 작은 습관이 쌓여 우리를 지켜준답니다. 간은 비록 말을 못 하지만 우리 몸을 묵묵히 살리는 가장 성실한 장기입니다. 그 소중한 간을 위해 오늘 당신의 생활에 작은 다정함을 더해보세요. 더 건강한 하루가 시작될 것입니다.

4-2
지금 간이 보내는 경고, 들리시나요?
해독, 지방간, 인슐린 저항성의 연결고리

—

57세 남성 H씨는 평소 건강에 자신 있었지만, 요즘 잦은 두통과 어지럼증에 시달리고 가슴 통증까지 겹치면서 무기력함을 느꼈습니다. 병원에 갈 정도는 아니지만 혼자 버티기 힘들었던 그는 결국 약국을 찾았습니다.

약국에서 문진하며 하나씩 생활습관을 짚어보니, 과도한 음주, 불규칙한 식사, 수면 부족, 만성 스트레스가 모두 겹쳐 있었습니다. 무엇보다 최근 건강검진에서 공복 혈당이 102mg/dL로 나오며 '당뇨 전단계' 경고까지 받은 상태였습니다. 이 모든 신호들, 과연 어디에서 시작된 걸까요?

저는 H씨의 이야기를 들으면서 가장 먼저 간을 떠올렸습니다. 간은 우리가 섭취하는 음식과 약물, 그리고 환경을 통해 들어오는 각종 독소를 처리하는 우리 몸의 해독 공장입니다. 특히 간에는 1단계와 2단계로 이루어진 정교한 해독 시스템이 있어서, 이 두 단계 과정을 통해 체내 독소를 다른 형태로 바꾸고 몸 밖으로 내보냅니다.

먼저 1단계에서 독소를 화학적으로 변형시키고, 이어지는 2단계에서 이렇게 변형된 독소를 물에 잘 녹는 형태로 만들어 소변이나 담즙을 통해 배출하지요. 이 해독 과정이 제대로 이루어지려면 글루타치온, 아연, 마그네슘, 비타민 B군·C·E 같은 다양한 영양소가 충분히 공급되어야 합니다.

문제는 해독 과정 중간에 생기는 부산물이 오히려 원래 독소보다 독성이 더 강해질 수 있다는 점입니다. 따라서 2단계에서 이 부산물을 완전히 제거하는 것이 매우 중요한데, 스트레스, 과도한 음주, 영양 부족 같은 요인들은 이 정교한 시스템을 쉽게 무너뜨립니다.

실제로 H씨처럼 술은 자주 마시고 채소는 거의 먹지 않으며 수면까지 부족한 생활을 계속하다 보면, 간의 해독 능력이 떨어지면서 각종 증상이 나타날 수 있습니다. 두통, 만성 피로, 어지럼증, 소화불량, 피부 트러블, 변비나 설사 등 여러 증상이 따라오는 것이죠.

지방간과 인슐린 저항성의 숨은 고리

H씨의 공복 혈당이 102mg/dL로 약간 높게 나왔는데, 이 정도도 이미 위험 신호입니다. 그 수치는 인슐린 저항성이 시작되었을 가능성을 시사하기 때문이죠. 인슐린은 혈액 속 혈당을 세포 안으로 넣는 열쇠입니다. 하지만 세포의 인슐린 수용체, 즉 자물쇠가 고장 나면 혈당은 계속 혈관에 남고 췌장은 인슐린을 과잉 생산하게 됩니다.

이런 상태가 오래 지속되면 결국 간에 지방이 쌓이기 시작합니다. 이는 인슐린이 간에서 지방 합성을 촉진하기 때문입니다. 이렇게 형성된 지방간은 단순히 간에 지방이 좀 낀 정도가 아닙니다. 지방간은 간 기능 저하와 인슐린 저항성이 맞물린 악순환의 시작점입니다. 게다가 여기에 술까지 더해지면 이야기가 더욱 복잡해집니다.

알코올을 간에서 분해하는 과정에서 발생하는 NADH라는 부산물은 지방 연소를 방해하고 오히려 지방 축적을 불러옵니다. 또한 알코올은 간 세포 내 에너지 발전소인 미토콘드리아의 기능을 손상시켜 만성 피로나 면역력 저하를 일으키고, 심하면 간염까지 초래합니다.

그렇다면 무너진 간의 기능을 되살리려면 무엇이 필요할까요? 저는 H씨에게 몇 가지 기능약학적 간 회복 전략을 알려드렸습니다. 핵심은 부족한 영양소를 채우고 건강한 생활습관으로 균형을 되찾는 것입니다. 이를 위해 다음과 같은 영양요법과 식습관을 활용해 볼 수 있습니다.

- **밀크씨슬(실리마린)**: 간세포를 보호하고 재생을 돕고, 간의 해독 효소 활성을 높입니다.
- **글루타치온**: 간의 해독 능력을 높이고, 항산화 작용으로 간을 보호합니다.
- **아연·마그네슘·비타민 B군**: 간 효소 활성에 관여하고 에너지 대사를 도와 피로 회복에 좋습니다.
- **십자화과 채소 (브로콜리, 양배추 등)**: 자연 해독 효소 작용을 촉진하여 독소 배출을 도와줍니다.
- **MSM**: 지방간을 개선하고 인슐린에 대한 몸의 감수성을 높여줍니다.

특히 브로콜리는 '간의 엔진 오일'로 불릴 만큼 해독에 핵심적인 역할을 합니다. 간 해독이 원활해지면 에너지 대사가 살아나고, 오래 지속되던 피로나 두통도 한결 가라앉습니다.

작지만 확실한 변화의 힘

그렇다면 이러한 변화를 실제 생활에서 어디서부터 시작하면 좋을까요? 제가 약국에서 H씨와 상담하며 강조했던 것처럼, 거창한 계획보다는 작고 구체적인 생활 루틴을 하나씩 만들어가는 것이 중요합니다. 예를 들어 이런 실천부터 시작해 볼 수 있습니다.

- **술 줄이기 또는 끊기**: 일주일에 하루는 완전히 금주하고, 술을 마시는 날에도 한 번에 두 잔 이내로 제한하세요.
- **식사는 건강하게**: 매 끼니 채소 위주의 집밥을 먹고, 단 음식이나 가공식품 같은 군것질은 줄이세요.
- **늦은 밤 음식 피하기**: 밤 9시 이후에는 아무것도 먹지 말고, 대신 아침 식사는 꼭 챙겨 드세요.
- **충분한 수면과 스트레칭**: 하루 7~8시간 푹 자고, 잠들기 전에 가벼운 스트레칭으로 몸을 풀어주세요.
- **매일 30분 걷기 & 수분 섭취**: 매일 30분씩 가볍게 걷고, 하루 1.5~2리터의 물을 충분히 마셔 수분을 보충하세요.
- **규칙적인 아침 배변 습관**: 매일 아침 규칙적으로 배변하는 습관을 들이세요.

H씨는 밝은 얼굴로 "그럼 오늘 집에 있는 소주부터 치워야겠네요!" 라며 실천을 다짐했고, 저도 "3개월만 꾸준히 해보시면 분명 변화를 느끼실 겁니다" 라고 힘을 보탰습니다. 결국 어떤 보약보다 자신의 건강 루틴이 더 중요합니다.

간은 흔히 '침묵의 장기'라고 불립니다. 문제가 생겨도 특별한 증상이 잘 나타나지 않는다는 뜻이지요. 하지만 간은 피로, 두통, 복부 팽만감, 브레인 포그(뇌안개), 이명처럼 다양한 증상으로 우리에게 조용히 신호를 보내고 있습니다.

이 신호에 이제 귀 기울이고, 작은 변화들로 답해보는 건 어떨까요? 예를 들어 끼니 때마다 브로콜리 한 접시를 먹고, 퇴근 후 맥주 대신 시원한 미네랄 음료를 마시는 것, 그리고 하루 10분이라도 천천히 뛰는 것부터 시작해 보세요. 작은 실천으로도 충분합니다. 이렇게 하나씩 실천하다 보면 어느새 침묵하던 간도 다시 건강을 회복하고, 몸에도 활력이 돌아올 것입니다.

중요한 것은 비록 작은 변화라도 꾸준히 실천하는 것입니다. 부디 오늘부터 하나씩 시작해 보세요. 약사인 저도 여러분의 건강한 간과 밝은 내일을 진심으로 응원합니다.

4-3
정상이라도 안심은 금물
폴리페놀로 간과 대사를 지키는 법

—

"약사님, 건강검진에선 아무 이상 없다는데… 왜 이렇게 피곤하고 두통도 심한 걸까요?"

약국에서 자주 듣는 말입니다. 검사 결과는 '정상'인데도 매일 두통과 근육통, 피로에 시달리는 분들이 많습니다. 제가 만난 한 분은 하루에 잠을 3시간밖에 못 자고도 매일 술을 마시며 버팁니다. 그런데도 간 수치가 정상이니 본인은 "나는 괜찮다"고 말합니다. 그럴 때마다 저는 속으로 '이게 과연 건강한 걸까?'라는 의문을 품게 됩니다.

브라질 상파울루대학의 레나타 카르나우바 박사 팀이 공무원 6,378명을 8년간 추적 조사한 결과, 30% 이상이 새롭게 대사증후군에 걸렸으며 폴리페놀 섭취가 많았던 그룹은 대사증후군 발병 위험이 23% 낮았습니다. 폴리페놀은 커피, 과일, 다크초콜릿, 와인 등에 풍부하게 들어 있는 천연 항산화 성분입니다. 이 작은 성분이 우리 간과 대사 건강을 지키는 데 얼마나 중요한지 보여주는 결과입니다.

무엇보다 놀라운 것은 정기검진을 받는 공무원조차 몇 년 만에 건강이 빠르게 무너질 수 있다는 사실입니다. 건강검진 수치만 믿고 안심하면 질병 직전의 위험 신호를 놓치기 쉽습니다. 그리고 이렇게 눈에 보이지 않게 진행되는 상태야말로 가장 무서운 '숨은 위험'입니다.

1. 폴리페놀은 왜 간 건강에 중요한가?

현대인은 매일 수많은 독소와 중금속에 노출되어 살아갑니다. 미세먼지가 가득한 공기, 가공식품과 플라스틱 용기, 각종 화장품, 심지어 아이들 장난감과 빗물에까지 유해 물질이 숨어 있을 정도입니다. 이렇게 들어온 독소들은 주로 간과 장에서 해독되지만, 그 과정에 과부하가 걸리면 만성 염증이나 알레르기로 이어지기 쉽습니다. 이때 폴리페놀이 등장합니다.

폴리페놀은 식물이 자기 방어를 위해 만드는 천연 항산화 물질로서, 우리 몸에서 활성산소를 줄이고 염증을 완화하며 간의 해독 작용을 도와줍니다. 특히 폴리페놀은 장내 유익균을 늘려 장-간 축 기능을 강화하고 대사증후군의 주범인 인슐린 저항성을 개선하는 데도 도움을 줍니다. 폴리페놀은 일상적인 음식에도 풍부합니다. 예를 들어

- **커피**: 하루 3-4잔의 커피를 마시면 대사증후군에 걸릴 위험이 약 11-13% 낮아진다는 연구 결과가 있습니다.

- **블루베리**: 블루베리를 하루 1컵 먹으면 HDL(좋은 콜레스테롤)이 올라가고 심혈관 질환 위험이 최대 15% 감소한다는 연구 결과가 있습니다.

- **레드와인·포도**: 레드와인이나 포도에 풍부한 레스베라트롤은 염증을 줄이고 혈압을 조절해 줍니다.

- **다크초콜릿**: 카카오 함량이 높은 다크초콜릿은 혈압을 낮추고 인슐린 감수성을 높여줍니다.

- **엑스트라 버진 올리브유**: 엑스트라 버진 올리브유를 꾸준히 섭취하면 간 효소(AST, ALT) 수치를 낮추고 지방간 개선 효과를 볼 수 있습니다.

이처럼 폴리페놀은 단순한 보조 성분이 아니라, 간과 대사

를 지켜주는 든든한 숨은 수호자입니다.

2. 대사증후군은 느리지만 무섭게 온다

대사증후군이란 복부비만, 고혈당, 고혈압, 고지혈증 등이 동시에 나타나는 상태로, 겉으로 특별한 증상이 없어도 심장병 위험이 1.5~3배, 당뇨병 위험이 3~5배까지 높아집니다. 이 무서운 대사증후군의 중심 원인은 바로 인슐린 저항성입니다.

탄수화물 위주의 식사를 계속하면 인슐린이 과다 분비되고, 반복되는 과정에서 우리 세포는 점점 인슐린에 둔감해집니다. 게다가 내장지방에서 나오는 각종 염증 유발 물질이 균형을 더욱 무너뜨립니다. 그 결과 만성 저강도 염증이 온몸에 퍼져 대사 기능 전반을 서서히 흐트러뜨립니다.

시간이 지나면 혈당, 혈압, 콜레스테롤 수치까지 상승하고 결국 건강을 위협합니다. 더 무서운 사실은 이 모든 악순환의 시작이 매우 사소한 생활습관이라는 점입니다. 맵고 짠 음식 위주의 식사, 수면 부족, 운동 부족, 그리고 지속적인 스트레스… 이런 평범해 보이는 습관들이 바로 대사증후군의 씨앗이 됩니다.

3. 건강한 사람일수록 예방이 더 중요하다

"나는 괜찮아. 검진도 정상이야."

이렇게 스스로 안심하는 순간부터 이미 방심이 시작됩니다. 우리 몸의 간은 특히나 참을성이 많은 장기입니다. 웬만한 피로와 독소를 묵묵히 견뎌내다가도, 한계에 이르면 한순간에 무너져버리곤 합니다. 치료보다 예방을 중요시하는 기능약학 관점에서 저는 오히려 지금 건강한 사람일수록 폴리페놀이 풍부한 식품을 충분히 섭취하고 항산화 생활습관을 실천할 것을 권해드립니다. 폴리페놀은 약이 아니라서 당장 효과가 눈에 띄지 않을 수도 있습니다. 하지만 3~5년 후에는 당신의 간과 대사 건강을 지켜 주는 결정적인 열쇠가 되어줄 것입니다. 결국 건강 관리의 진리는 작은 선택들이 쌓여 큰 변화를 만든다는 사실입니다.

오늘부터 이렇게 바꿔보세요

- **커피 습관**: 커피는 설탕이나 시럽을 넣지 말고, 하루 1~2잔 정도로 즐기세요.

- **폴리페놀 간식**: 블루베리, 다크초콜릿, 적포도 등 폴리페놀이 풍부한 음식을 간식으로 드세요.
- **건강한 식용유**: 요리할 때 쓰는 식용유는 엑스트라 버진 올리브유나 포도씨유로 바꿔보세요.
- **운동 계획**: 매일 20분 이상 가볍게 몸을 움직이고, 일주일에 몇 차례는 근력 운동도 함께 하세요.
- **해독 채소**: 브로콜리, 양배추, 양파 등 해독을 돕는 채소를 자주 섭취하세요.
- **숙면 생활**: 하루에 최소 6시간은 숙면을 취하고, 잠들기 전에는 스마트폰 등 전자기기 사용을 줄이세요.

건강은 평소엔 느껴지지 않지만, 잃고 나서야 진짜 가치를 알게 되는 보이지 않는 자원입니다. 몸이 계속 피곤하고 어딘가 무겁게 느껴진다면, 그것은 "지금 돌봐 달라"는 신호일 수 있습니다. 건강검진 결과만 믿고 안심하지 마세요. 몸이 보내는 작은 신호에 귀 기울이는 것. 거기에서 진짜 건강이 시작됩니다. 조금씩, 그러나 꾸준히. 폴리페놀이 풍부한 음식과 좋은 습관은 분명 당신의 몸을 맑고 단단하게 바꾸어 놓을 것입니다. 오늘도 스스로를 돌보는 당신이 참 고맙고, 멋집니다.

4-4
"덜 먹고도 살이 안 빠진다면, 간부터 살펴보세요"
중년 여성의 체중 정체를 풀어주는 기능약학적 해답

—

1. 아침의 무거움에서 시작된 작은 결심

—

"아침부터 왜 이렇게 몸이 무겁지…"

47세 여성 J씨는 그날 아침 부엌 식탁에 앉아 커피잔을 손에 든 채 혼잣말을 내뱉으며 깊은 한숨을 쉬었습니다. 최근 몇 달 사이 J씨의 체중은 꾸준히 늘었고, 특히 배 주변에 살이 붙어 즐겨 입던 바지가 꽉 끼기 시작했죠.

"적게 먹고 운동도 하는데, 왜 살이 안 빠질까?"

열심히 노력해도 좀처럼 줄지 않는 몸무게에 걱정은 갈수록 커져갔습니다. 혹시 폐경 이후에는 이제 살이 빠지기는커녕 더 찌기만 하는 것은 아닐까 불안한 생각까지 스쳤습니다. 그때 마침 몇 달 전 약사에게서 들은 한 마디 조언이 떠올랐습니다.

"살이 잘 안 빠진다면, 간 건강부터 점검해 보세요."

당시에는 간 건강과 다이어트가 무슨 관계가 있을까 의아했지만, 신기하게도 그 말이 마음에 꽂혔습니다. J씨는 곧 "그래, 오늘은 뭔가 하나라도 해보자"라고 마음먹고 천천히 커피잔을 내려놓았습니다.

2. 간 해독과 체중 감량의 숨은 연결고리

우리 몸에서 간은 일종의 해독 공장 역할을 합니다. 각종 독소를 걸러내는 동시에 담즙을 만들어 지방 소화를 돕습니다. 간의 해독 작용은 두 단계로 이루어지며, 마지막 단계에서는 독소를 물에 잘 녹는 형태로 바꾸어 몸 밖으로 내보냅니다. 그런데 간에 과부하가 걸리거나 기능이 떨어지면 다이어트를 해도 살이 잘 빠지지 않습니다. 그 이유는 크게 두 가지로 설명할 수 있습니다.

- **대사 속도의 둔화**: 간에 지나친 부담이 있으면 몸은 에너지가 부족하다고 판단해 에너지 소비를 줄이고 지방을 저장하려 듭니다. 결국 기초대사량이 떨어져 체지방이 쉽게 안 빠지게 됩니다.

- **독소 재흡수**: 급격한 체중 감량으로 지방세포에 쌓여 있던 독소가 한꺼번에 방출되면, 간이 이를 제때 처리하지 못할 수 있습니다. 그러면 몸은 스스로를 보호하기 위해 지방 분해를 중단하라는 신호를 보내 버립니다.

이럴 때 간의 해독과 회복에 도움이 되는 음식과 영양소도 있습니다. 대표적으로 브로콜리나 양배추 등 황(硫) 성분이 풍부한 채소와 밀크시슬(실리마린) 같은 간 보호 성분은 간의 해독을 도와 지방 대사를 원활하게 하는 데 도움을 줍니다.

3. 폐경기와 에스트로겐, 대사의 변화

40~50대에 폐경기를 맞이한 여성들은 체형이 달라지고 뱃

살이 늘어나는 변화를 흔히 겪습니다. 이는 여성호르몬 에스트로겐 수치의 급격한 감소와 깊은 관련이 있습니다. 에스트로겐은 원래 인슐린에 대한 몸의 감수성을 높여주고 지방 대사를 도와주는 호르몬입니다. 또한 세포 속 발전소인 미토콘드리아를 자극해 에너지 생산과 소비를 활발하게 유지해 줍니다. 그러나 폐경으로 에스트로겐 분비가 줄어들면 이러한 대사 기능이 눈에 띄게 둔화됩니다. 이 시기에는 체중 관리를 위해 근육량 유지에 특히 신경 써야 합니다. 근육은 대사의 엔진이므로, 근육량을 지키면 떨어진 대사 유연성도 어느 정도 회복할 수 있습니다. 그렇다면 근육량을 지키고 대사 능력을 높이려면 무엇을 실천하면 좋을까요? 다음과 같은 방안들이 도움이 됩니다.

- **규칙적인 근력 운동과 단백질 섭취**: 근력 운동을 꾸준히 하고 단백질을 충분히 섭취하여 근육을 강화합니다.
- **정제 탄수화물 줄이기**: 흰쌀밥, 밀가루, 설탕처럼 혈당을 급격히 올리는 탄수화물 섭취를 줄이고, 당분이 적은 식단을 유지합니다.
- **호르몬 치료^{HRT} 고려**: 필요하다면 전문의와 상담하여 호르몬 치료를 고려할 수도 있습니다. 실제로 HRT를 받은 여성은 근육의 에너지 생산 능력이 향상되는 등 대사 기능이 개선됐다는 연구도 있습니다.

4. 열심히 해도 살이 빠지지 않는 이유들

많은 중년 여성들이 이렇게 이야기합니다.

"정말 열심히 식단 관리하고 운동도 하는데, 왜 살이 빠지지 않을까요?"

사실 이것은 단지 식단이나 운동의 문제가 아닐 수 있습니다. 오히려 우리 몸이 다른 부분을 점검해 달라고 보내는 신호일지도 모릅니다. 대표적으로 살이 잘 빠지지 않는 데는 다음과 같은 숨은 이유들이 있습니다.

- **기초대사량 저하**: 음식을 너무 적게 먹으면 몸이 생존을 위해 대사 속도를 늦춥니다. 그 결과 기초대사량이 낮아져 지방이 잘 안 빠집니다.
- **호르몬 불균형**: 인슐린 저항성이나 갑상선 기능 저하증 같은 호르몬 문제가 있으면 지방 분해가 제대로 이루어지지 않습니다.
- **독소와 환경호르몬 축적**: 지방 조직과 간에 독소나 환경호르몬(내분비 교란 물질)이 쌓이면 대사 기능을 방해하여 체중 감량을 어렵게 만듭니다.

- **수면 부족과 만성 스트레스**: 잠이 부족하면 식욕 억제 호르몬의 균형이 깨집니다. 스트레스가 계속되면 코르티솔 등 스트레스 호르몬의 영향으로 특히 복부 지방이 늘어납니다.

결국 **"덜 먹고 운동해도 살이 안 빠진다"**는 하소연은 우리 몸이 간 건강, 호르몬 균형, 독소 해독, 수면 및 스트레스 관리를 더 신경 써달라고 보내는 메시지일 수 있습니다.

5. 지방 연소를 돕는 실질적인 방법들

기능약학적 관점에서 체지방 연소에 효과적인 몇 가지 전략이 알려져 있습니다. 대표적으로는 다음과 같은 방법들이 있습니다.

- **MCT 오일 섭취**: 코코넛 오일 등에 풍부한 MCT(중쇄지방산)는 간에서 빠르게 연소되어 에너지원이 되므로 지방 연소를 촉진합니다. 처음에는 티스푼 한 스푼 정도의 소량으로 시작해 보세요.
- **16:8 간헐적 단식**: 하루 24시간 중 16시간은 공복을 유지하고 8시간 동안만 식사하는 방법입니다. 공복 시간이 길어지면 인슐린 분비가 줄고, 그동안 몸은 저장된 지방을 태워 에너지로 사용하기 시작합니다.

- **L-카르니틴 보충**: L-카르니틴은 지방산을 미토콘드리아로 운반해 연소를 돕는 영양소입니다. 보충제로 하루 약 2,000mg을 섭취하는 것이 권장됩니다.
- **코엔자임 Q10(CoQ10) 섭취**: CoQ10은 세포 에너지 생산에 필수적인 보조효소로, 중년 이후 결핍되기 쉽습니다. 식후에 100~200mg씩 꾸준히 보충하면 좋습니다.

물론 이러한 모든 전략은 어디까지나 보조적인 수단입니다. 결국 균형 잡힌 식단과 규칙적인 운동, 충분한 수면, 그리고 효과적인 스트레스 관리가 뒷받침될 때 비로소 제대로 효과를 발휘한다는 점을 기억하세요.

6. J씨의 작은 성공

그 후 J씨는 평소 식습관부터 조금씩 바꾸기 시작했습니다. 식사 때 채소 반찬을 더 챙겨 먹고, 간식으로 즐겨 먹던 빵과 과자는 줄였고, 매일 마시던 라떼도 블랙 커피로 바꾸었습니다. 또 주말에는 남편과 함께 가볍게 산에 오르고, 저녁 8시 이후에는 아무것도 먹지 않는 간헐적 단식을 실천했습니다. 며칠이 지나자 아침마다 느껴지던 몸의 붓기가 한결 빠지고 기분도 한층 가벼워졌습니다. J씨는 "전보다 내 몸을 내가 조금씩 지배하고 있는 기분이에요"라고 말하며, 군것질을 참는 게 생각보다 힘들지 않고 몸이 서서히 변화에 응답하는 것 같다고 자신감을 보였습니다. 한 달 후, 체중계 숫자는 거의 그대로였지만 허리띠를 한 칸 더 졸라맬 수 있게 됐습니다. J씨는 비로소 노력의 보람을 느끼며 크게 뿌듯해했습니다.

몸을 돌보는 마음이 다이어트의 시작입니다

40대에서 60대까지의 시기는 여성 인생의 중요한 전환점입니다. 지금까지 가족과 일을 위해 애써온 당신이라면, 이제는 자신의 몸을 아끼고 돌볼 차례입니다. 다이어트는 단순히 체중을 줄이는 일이 아니라 내 몸과 마음을 정화하고 회복하는 여정입니다. 그러니 처음부터 완벽할 필요는 없습니다. 오늘은 저녁을 일찍 조금만 먹고, 내일은 15분이라도 아침 러닝을 해보는 식으로 작은 실천부터 시작해 보세요. 그렇게 쌓인 작은 선택들이 결국 어느새 새로운 삶의 문을 **활짝 열어줄 것입니다**. 우리의 몸은 평생 나와 함께하는 소중한 동반자입니다. 내 몸을 미워하고 다그치기보다는 따뜻하게 토닥여 주세요.

"미안해, 그동안 수고 많았어. 이제 함께 회복해보자."

이런 자신을 향한 따뜻한 마음가짐이야말로 진정한 다이어트의 시작입니다. 저도 여러분의 변화된 모습을 기대하며 따뜻한 마음을 보냅니다.

PART 5

습관 ❹
잠은 대체불가능한 명약이다
S: Signal communication

5-1
스트레스는 적이 아니다
부신피로와 새벽각성, 그리고 나를 돌보는 시간

—

월요일 아침, 벌써 고단함이 스며온다.

오늘 아침, 눈을 뜨자마자 "아, 또 한 주가 시작되네" 하고 탄식이 나왔습니다. 시계는 새벽 4시 50분을 가리키고 있었습니다. 분명 알람은 6시에 맞춰 두었는데도 이상하게 새벽이면 저절로 눈이 떠집니다. 다시 잠들려 해도 가슴 한켠을 콕콕 찌르는 불안 탓에 잠은 달아나 버렸습니다.

"전에는 푹 잘 자곤 했는데… 왜 이럴까?"

결국 거실로 나와 스마트폰을 켰습니다. 알림 메시지가 산더미처럼 쌓여 있고, 오늘은 또 무슨 글을 써야 하나 싶은 걱정에 마음이 더 복잡해졌습니다. 그러다 문득 이런 의문이 떠올랐습니다.

"요즘 스트레스 때문에 너무 힘든데… 스트레스란 대체 뭘까?"

어릴 적엔 '스트레스'라는 말조차 몰랐습니다. 아무리 바쁘게 뛰놀아도 몸에 에너지가 넘쳤지요. 그런데 30~40대를 지나며 일과 책임이 많아지다 보니 어느새 '만성 스트레스'라는 그늘에 갇힌 듯한 느낌입니다. 원래 스트레스는 우리 몸을 보호하려는 적응 반응이라고 하는데, 왜 저는 시간이 갈수록 지쳐만 갈까요? 오늘은 떼려야 뗄 수 없는 이 스트레스의 실체와, 계속된 스트레스로 찾아오는 탈진 상태(일명 부신피로)를 따뜻하면서도 과학적인 시선으로 풀어보려고 합니다.

스트레스: 우리 몸을 깨우는 경고 반응

한스 셀리에 Hans Selye라는 학자가 병든 동물들을 관찰하다가

흥미로운 공통점을 발견했습니다. 병이 달라도 동물들이 긴장, 초조, 심박 수 증가, 면역 변화 등 비슷한 생리 반응을 보인 것입니다. 셀리에는 이 공통된 반응을 스트레스stress라고 이름 붙였습니다. 그는 스트레스에 대한 우리 몸의 대응 과정을 세 단계로 설명했죠.

- **경고**Alarm **단계**: 심장이 두근거리고 땀이 나는 즉각적인 위기 반응
- **저항**Resistance **단계**: 몸이 긴장 상태에 적응하면서 버티는 시기
- **소진**Exhaustion **단계**: 에너지가 고갈되고 결국 무너져 내리는 마지막 단계

저도 최근 사람들 앞에서 북토크를 진행하면서 처음엔 심장이 요동치고 식은땀이 날 만큼 긴장했지만, 시간이 지나며 점차 적응되어 말도 술술 나오더군요. 그러나 행사가 계속되자 머리가 멍해지고 집중력이 떨어지면서 결국 소진 단계에 이르고 말았습니다.

이처럼 스트레스는 전적으로 나쁜 "적(敵)"이라기보다는 우리 몸에 필요한 자극이 될 수도 있습니다. 예컨대 시험 직전의 적당한 긴장감은 오히려 집중력을 높여주지요. 다만 그 긴장이 해소되지 않고 너무 오래 지속되면 우리 몸은 결국 소진 상태

로 무너지고 맙니다.

알로스타시스: 변화에 적응하며 균형을 유지하는 몸

현대 과학에서는 **알로스타시스**allostasis라는 개념에 주목합니다. 이는 몸이 환경 변화에 따라 스스로 상태를 바꾸어가며 새로운 균형을 만들어낸다는 뜻입니다. 마치 스마트폰이 운영체제를 계속 업데이트하듯, 우리 몸도 상황에 맞게 호르몬과 면역 체계를 조율하면서 안정성을 유지하지요.

하지만 이런 알로스타시스 반응이 너무 자주 과도하게 일어나면 문제가 됩니다. 계속 몸이 쉴 새 없이 긴장 상태를 유지하면 알로스타틱 부하allostatic load, 즉 '누적된 피로'가 쌓이지요. 예를 들어 직장에서 늘 비상 모드로 지내는데 가정사까지 겹친다면 우리 몸은 적응하지 못하고 혹사당하게 됩니다.

부신피로와 새벽각성: 회복력이 무너질 때 오는 신호

이렇듯 스트레스에 시달리다 보면 우리 몸에 부신피로adrenal fatigue 증상이 나타날 수 있습니다. '부신피로'는 의학적인 정식 진단명은 아니지만, 스트레스 호르몬의 소진 상태를 설명할 때 쓰이는 용어입니다. 대표적인 증상은 이렇습니다.

- 아침부터 피곤하고 의욕이 없음
- 새벽 3~5시에 자주 깨서 숙면을 못 함
- 집중력이 떨어지고 기억력이 감퇴함
- 면역력이 약해져 잔병치레가 잦고 감정 기복이 심함
- 늦은 저녁이 되어서야 컨디션이 조금 나아짐

이런 증상들은 모두 스트레스 호르몬인 코르티솔의 분비 리듬이 깨진 데서 비롯됩니다. 밤에도 각성 모드가 이어지면 숙면에 필요한 멜라토닌 분비가 억제되지요. 말 그대로 "잠은 잤는데 쉰 것 같지 않은" 아침이 반복되면 우리 몸의 부신과 생체시계까지 망가질 수 있습니다.

스트레스를 도구로 쓰되, 해소의 루틴을 만들자

스트레스는 완전히 없앨 수 없는 만큼, 잘 다스리는 법을 배우는 수밖에 없겠지요. 다행히 일상 속 작은 습관만으로도 우리 몸의 회복력을 키울 수 있습니다. 제가 실천해보고 **효과를**

본 루틴 몇 가지를 소개해드릴게요.

- **1시간에 5분 휴식**: 매 시간마다 기지개 켜고 허리 굽혀 스트레칭 하기, 2분 멍때리며 긴장 풀기
- **허브차 한 잔**: 캐모마일 같은 따뜻한 차로 몸과 마음 달래기
- **잠들기 전 슬로우 다운**: 잠들기 30분 전에는 스마트폰 끄고 가벼운 독서나 명상으로 뇌 진정시키기
- **균형 잡힌 식사**: 단당류 피하고 통곡물·단백질·비타민 B군 등 영양소 골고루 섭취하기
- **규칙적인 운동**: 아침 가벼운 스트레칭으로 시작하고 저녁 요가나 산책 등으로 마무리하기 (매일 30분 걷기)
- **솔직한 대화**: "요즘 나 좀 지쳤어…"라고 편히 말할 수 있는 사람과 속마음 나누기

이런 작은 실천들이 지친 부신을 회복시키는 토대가 됩니다. 특히 새벽에 자주 깨거나 하루 종일 무기력하다면, 지금부터라도 부담 없이 습관 하나를 정해 꾸준히 실천해보세요.

"아, 이제는 다르구나" — 회복은 작지만 확실하게

얼마 전 사람들 앞에서 발표를 할 기회가 있었습니다. 예전 같았으면 시작하기도 전에 식은땀이 흐르고 목소리가 떨렸겠지만, 그날은 오히려 미소를 지으며 무대에 올랐습니다. 새벽에 일찍 눈을 뜨긴 했지만 침착하게 명상으로 마음을 다스린 덕에 다시 잠들어 아침까지 푹 잘 수 있었지요. 무대에서 내려오며 "많이 달라졌구나!" 하고 저도 놀랐습니다.

물론 이런 긍정적인 변화가 하루아침에 찾아온 것은 아닙니다. 몸은 우리의 노력을 기억하고 매일 조금씩 회복하면서 균형을 되찾아가고 있습니다. 스트레스는 누구에게나 찾아오는 손님입니다. 그러나 그 손님이 나를 망가뜨릴지, 아니면 성장의 밑거름이 될지는 내가 스트레스를 어떻게 받아들이고 다루느냐에 달려 있습니다.

지금 여러분이 느끼는 피로나 무기력도 어쩌면 몸이 보내는 도움 요청 신호인지 모릅니다. 그러니 자신을 너무 자책하지 말고, 조용히 몸과 마음의 소리에 귀 기울여보세요. 그리고 오늘부터 한 가지 작은 루틴이라도 시작해보세요. 저도 여전히 스트레스와 함께 살아가고 있지만, 예전과는 분명히 달라진 나 자신을 느낍니다. "아, 이제는 다르구나. 내 몸도 변하고 있구나." 하고 미소 지을 날이 분명 올 거라고 믿습니다. 그 작은 안도의 순간을 여러분도 꼭 만나게 되시길 바랍니다.

5-2
면역의 칼날을 다스리는 법
사이토카인 폭풍과 마스크 대란에서 찾은 건강 교훈

—

1. 마스크 대란과 면역 폭풍

—

코로나19 초기, TV 뉴스와 신문에 낯선 용어 하나가 등장했습니다. 바로 '사이토카인 폭풍'. 처음에는 마치 만화 속 필살기 이름처럼 들렸지만, 그 의미를 알고 나니 등골이 서늘해졌습니다.

사이토카인은 면역세포들이 서로 신호를 주고받을 때 사용하는 단백질인데, 바이러스가 몸속에 침투하면 면역세포들이 대량의 사이토카인을 분비하며 면역 전쟁을 시작합니다. 문제는 사이토카인이 이렇게 폭풍처럼 과도하게 분비되면 체온이 급격히 오르고 호흡이 곤란해지며, 심한 경우 우리 몸의 장기까지 손상될 수 있다는 점입니다. 이는 마치 아군을 향해 쏜 총알이 도리어 자기 편을 해치는 격입니다.

그 무렵 정부는 신속하게 대응에 나섰습니다. KF94 마스크 착용, 손 소독, 사회적 거리두기, 백신 접종 등 가용한 모든 수단을 동원했지요. 약국마다 마스크를 사려는 사람들로 북새통을 이루면서 이른바 '마스크 대란'이 벌어졌습니다. 그 소동을 겪으며 저는 우리 면역 시스템의 작동 원리를 현실에서 직접 깨닫게 되었습니다.

2. 약국에 찾아온 '과잉 면역 반응'

저희 약국에서도 소동이 일어났습니다. 어느 날 50대 정도로 보이는 여성 손님이 들어오자마자 아무 말 없이 진열대의 마스크 재고를 세기 시작했습니다. 그녀는 약사인 저에게 말 한 마디 없이 약국 여기저기를 들여다보고 그냥 나가버렸습니다. 등골이 서늘해졌습니다. 얼마 지나지 않아 보건당국과 경찰까지 들이닥쳐 저희 약국이 "마스크를 사재기했다"는 혐의로 조사에 착수했습니다. 그 말을 듣는 순간 눈앞이 아찔해졌습니다.

사실 저희는 평소에도 마스크를 넉넉하게 구비해 두었는데, 갑작스러운 수요 폭증으로 재고가 유난히 많아 보였던 것입니다. 결국 오해에서 빚어진 과도한 단속이었습니다. 이 해프닝을 겪으며 저는 문득 우리 몸의 면역 시스템도 이처럼 과잉 반응할 때가 있지 않을까 하고 생각했습니다. 과열된 단속이 죄 없는 가게에 억울한 피해를 주듯, 제어되지 않은 면역 반응 역시 애꿎은 세포와 장기를 공격할 수 있다는 사실을 깨달았습니다.

3. 사이토카인과 염증 스위치

감기에 걸리거나 상처를 입었을 때 우리 몸에는 염증 반응이 일어납니다. 염증 부위가 붓고 열이 나며 통증이 생기는 것은 면역세포들이 신호를 받고 일제히 현장으로 몰려든 결과입니다. 지휘관 역할을 하는 단백질이 하나 있는데, 그것이 바로 NF-κB입니다.

NF-κB는 염증을 유발하는 유전자 스위치를 켜서 다량의 사이토카인 등 면역 신호 물질을 분출하게 만드는 일종의 면역 스위치입니다. 이 스위치가 계속 켜진 채로 조절되지 않으면 우리 몸은 만성 염증 상태에 빠지게 되고, 결국 자가면역질환이나 암, 심혈관 질환 등 심각한 병으로 번질 수 있습니다. 즉, 면역 반응은 너무 약해도 문제고 너무 강해도 문제인 것입니다.

4. 소염제의 한계와 식물의 지혜

염증이 심할 때 우리는 흔히 소염진통제NSAIDs나 스테로이드제를 복용합니다. 이 약들은 염증을 일으키는 물질인 프로스타글란딘의 생성을 막아 일시적으로 통증과 부기를 가라앉혀주지요.

그러나 이런 약들은 어디까지나 증상만 누를 뿐 염증의 근본 원인을 제거하지는 못합니다. 염증의 불씨는 그대로 남아 있고, 게다가 정상적인 생리 기능까지 억누르다 보니 속쓰림, 위궤양, 콩팥 손상 같은 부작용을 일으킬 수도 있습니다.

이런 한계를 보완하기 위해 주목받는 것이 바로 식물영양소(파이토케미컬)입니다. 식물이 해충이나 병원균으로부터 자신을 지키기 위해 만들어낸 천연 성분으로, 우리 몸에서는 항산화·항염 효과를 발휘하며 염증 스위치를 선택적으로 조절해줍니다. 최근 연구에서는 이러한 작용을 선택적 키나제 반응 조절제Selective Kinase Response Modulator, SKRM라고 부르기도 합니다. 쉽게 말해 식물영양소는 과잉 면역 반응은 진정시키고 필요한 면역 기능은 유지해주는 똑똑한 조절자인 셈입니다.

5. 면역을 살리는 무지갯빛 식탁

―

다양한 색상의 채소와 과일마다 각기 다른 항염 식물영양소가 풍부합니다. 대표적인 식품은 다음과 같습니다.

- **보라색 식품 (블루베리)**: 안토시아닌 성분이 NF-κB 신호를 억제하여 염증을 완화합니다.
- **빨간색 식품 (토마토)**: 라이코펜 성분이 염증 관련 유전자의 활성을 억제합니다.
- **주황색 식품 (당근)**: 베타카로틴 성분이 면역세포의 기능을 강화합니다.
- **갈색 식품 (감초)**: 글리시리진 성분이 기관지 염증을 가라앉히고 기침을 완화합니다.

이 밖에도 초록색 채소나 노란색 과일 등에도 각기 다른 파이토케미컬이 들어 있습니다. 그러니 매일 식탁에 다양한 색의 채소와 과일을 올려보세요. 그것만으로도 내 몸에 천연 면역 조절제를 선물하는 일이나 다름없습니다.

6. 내 몸의 면역, 내가 지킨다

결국 면역은 우리 몸을 지키는 친구이지 적이 아닙니다. 다만 면역이 지나치게 흥분하면 진정시켜줄 필요가 있을 뿐이고, 그 조절의 열쇠는 평소의 좋은 생활 루틴에 있습니다.

- 충분한 수면
- 적절한 운동
- 스트레스 관리
- 무지갯빛 식사 (매일 다양한 색의 채소·과일을 먹기)

이런 습관들이 모이면 몸속 면역은 '폭풍'이 아니라 '순풍'처럼 부드럽게 불게 됩니다. 여러분 몸속에서 묵묵히 일하고 있는 면역에게도 따뜻한 식사 한 끼와 충분한 휴식을 선물해보세요. 그렇게 하나하나 실천하다 보면 지치지 않는 나, 아프지 않는 나를 만들어갈 수 있을 것입니다.

5-3
세포처럼 소통하라
몸과 마음의 건강을 지키는 과학

—

    우리 몸은 수많은 세포로 이루어진 작은 사회입니다. 각 세포는 신경전달물질과 호르몬이라는 화학 언어로 끊임없이 소통하며 신체 기능을 조율하고 균형을 유지합니다. 마치 오케스트라의 단원들이 지휘자에 맞춰 연주하듯, 세포들도 원활한 소통을 통해 건강이라는 아름다운 선율을 만들어냅니다. 하지만 이 미세한 대화에 혼선이 생기는 순간, 몸은 불협화음을 내며 각종 이상 신호를 보내기 시작합니다.

    이것은 우리 삶에서도 마찬가지입니다. 사람 사이의 소통이 단절되거나 스스로와의 대화가 부족해지면, 마음의 병을 넘어 결국에는 몸까지 병들게 됩니다. 결국 **"소통"**은 생물학에서나 인생에서나 건강과 행복을 지키는 핵심 비결입니다.

신경전달물질과 호르몬은 세포 간 대화에 관여하는 보이지 않는 메신저입니다. 신경전달물질은 뇌와 신경계에서 전기 신호를 화학 신호로 바꾸어 필요한 메시지를 전달하고, 호르몬은 내분비 기관에서 분비되어 혈류를 따라 온몸에 지시를 내립니다. 이들 신호가 균형 있게 작동하면 우리는 환경 변화에 적절히 대응하며 신체의 평형을 유지할 수 있습니다.

그러나 이러한 균형이 깨지면 문제가 발생합니다. 예를 들어, 세로토닌이나 도파민 같은 신경전달물질의 불균형은 우울증, 불안, 중독, 양극성 장애 등 다양한 정신 건강 문제를 일으킬 수 있습니다. 스트레스 호르몬인 코티솔의 과도한 분비도 마찬가지입니다. 코티솔은 단기적으로 몸을 보호하지만, 그 수치가 만성적으로 높아지면 소화 장애, 근육통, 면역력 저하, 만성 피로, 고혈압 등 수많은 신체 증상을 유발합니다. 결국 우리 몸의 화학 소통망에 이상이 생기면 마음과 몸 곳곳에 적신호가 켜지게 마련입니다.

다행히도 대부분의 세포는 놀라울 정도로 조화롭게 소통하여 우리 몸의 항상성을 유지합니다. 예를 들어 상처가 나면 손상 부위의 세포들이 신호를 주고받아 염증 반응을 조절하며 치유를 돕습니다. 인슐린은 혈중 포도당 양을 조절해 세포들이 에너지 균형을 이루게 하고, 신경전달물질이 있기에 우리는 생각하고 움직일 수 있습니다.

물론 이렇게 정교한 소통 시스템에도 때때로 오류가 생깁니다. 세포 간 신호가 잘못 전달되거나 차단되면 각종 질병이 발생합니다. 예컨대 암세포는 이런 신호 체계를 무시하고 폭주하듯 통제 없이 증식합니다. 만성 염증이나 대사 질환, 신경퇴행성 질환 등도 비정상적인 세포 신호 전달에서 비롯될 수 있습니다. 결국 건강은 세포 간 신호의 조화 속에서 유지되는 섬세한 균형입니다.

이러한 원리는 인간관계와 우리의 내면 세계에도 똑같이 적용됩니다. 세포가 서로 대화해야 건강을 유지할 수 있듯이 사람도 소통할 때 비로소 삶의 활력을 얻습니다. 반대로 사회적 고립과 외로움은 단순한 감정 문제가 아니라 심장병, 당뇨병, 우울증, 치매 등 여러 질병의 위험 요인이 됩니다. 실제로 사회적 단절이 조기 사망률을 높인다는 연구 결과도 나와 있습니다. 자기 자신과의 소통 역시 중요합니다. 감정을 억누르거나 외면하면 스트레스 호르몬 수치가 치솟습니다. 그렇게 쌓인 스트레스는 장기적으로 면역력을 떨어뜨리고 심혈관 질환의 위험을 높일 수 있습니다.

반대로 자신의 감정을 솔직하게 받아들이고 표현하면 생리적 스트레스 지표가 안정되고, 마음의 평온을 되찾게 됩니다. 삶의 의미를 찾고 사회적 유대감을 쌓는 일도 우리 몸과 마음의 회복탄력성을 크게 높여줍니다. 예컨대 봉사 활동이나 취미 생활을 통해 얻는 소소한 연결감이 삶에 새로운 목적을 부여하고, 어려움을 이겨내는 힘을 길러줍니다.

이러한 사실을 몸소 보여준 환자분이 한 분 계셨습니다. 약국에 자주 오던 50대 남성 L씨는 고혈압과 당뇨 외에도 불면증과 만성 피로로 고생하고 있었습니다. 말수가 적고 늘 얼굴에 그늘이 드리워 있던 L씨에게 어느 날 제가 조심스레 말을 건넸습니다. 그러자 그는 처음으로 자신의 속마음을 털어놓았습니다. 그는 외롭고 무기력했으며, 삶의 방향을 잃은 채 허탈감에 빠져 있었습니다.

제가 몇 가지 작은 변화를 제안하자 L씨는 용기를 내어 집 앞 공원을 산책하기 시작했고, 감정 일기도 쓰기 시작했습니다. 놀랍게도 그러고 나서 수면의 질이 부쩍 좋아졌고 혈당과 혈압 수치도 안정되었습니다. 결국 L씨를 회복으로 이끈 것은 약이 아닌 따뜻한 소통이었습니다. 그렇다면 우리는 어떻게 몸과 마음의 소통을 회복할 수 있을까요? 다행히 그 방법은 어렵지 않습니다.

- **감정 글쓰기**: 떠오르는 감정을 솔직하게 글로 써보세요. 억눌린 마음을 풀어주고 스트레스 지수를 낮추는 효과가 있습니다.
- **규칙적인 운동**: 하루 20분 정도 가볍게 뛰기만 해도 기분이 한결 나아지고, 스트레스 호르몬 수치가 안정됩니다.
- **충분한 수면**: 매일 같은 시간에 자고 일어나는 규칙적인 수면 습관은 몸의 생체 리듬을 되돌리고 면역력을 강화합니다.
- **사람과의 교감**: 짧은 안부 전화나 따뜻한 미소 한 번만으로도 옥시토신 분비가 늘어나 마음이 편안해집니다.
- **자기계발과 도전**: 비록 작은 일이라도 새로운 것을 배우거나 도전하는 것은 삶에 새로운 의미를 부여하고, 잃었던 정신적 활력을 되살립니다.

지금 혹시 몸과 마음이 지쳐 있다면, 절대로 소통의 끈을 놓지 마세요. 혼자 힘들어하지 말고 주변 사람들과 꾸준히 소통하고, 무엇보다 자신에게 따뜻한 말을 건네주세요. 글을 쓰든, 산책을 하든, 누군가에게 전화를 걸든 상관없습니다. 다시 소통을 시작하면 병들었던 마음과 몸도 서서히 회복되기 시작할 것입니다. 약사로서 저는 확신합니다. 건강을 지키는 최고의 약은 다름 아닌 진심 어린 소통입니다.

5-4
몸이 보낸 편지, 왜 아무도 답하지 않았을까?
호르몬과 신경전달물질이 들려주는 진짜 건강 이야기

며칠 전 우리 약국을 찾아온 50대 중반의 여성 고객이 깊은 한숨을 내쉬며 속마음을 털어놓았습니다.

"건강검진은 정상이라는데… 몸이 예전 같지 않아요. 너무 피곤하고, 밤에도 잠이 안 와요."

검사 결과에는 이상이 없다고 했지만 그녀의 얼굴에는 여전히 짙은 피로의 그림자가 드리워져 있었습니다.
작은 일에도 예민해진 그녀는 조심스레 물었습니다.

"혹시 제가 예민한 걸까요…?"

그 물음 속에는 가족조차 자신을 이해해 주지 않는다는 서운함과, 건강검진 '정상'이라는 말을 차마 믿을 수 없게 된 지친 마음이 담겨 있었습니다.
저는 조심스럽게 말을 건넸습니다.

"우리 몸에는 약 30조 개의 세포가 있어요. 이 세포들이 서로 화학적 '편지'를 주고받으면서 몸의 균형을 유지하는데요, 그 편지가 혹시 길을 잃게 되면 검진 결과 수치가 정상이더라도 몸은 비정상처럼 느껴질 수 있답니다."

내 말을 들은 그녀는 잠시 말이 없더니 고개를 끄덕였습니다.

"그럼 제가 느낀 게 틀린 게 아니었군요."

그녀의 표정에는 안도감이 비쳤습니다.
건강검진 결과는 정상인데도 몸이 불편하다고 호소하는 분들을 약국에서 자주 마주칩니다. 한 남성 고객도 이렇게 털어놓았습니다.

"요즘 아침에 일어나기가 힘들고, 짜증도 늘었어요. 그런데 병원에서는 혈압약만 처방해 주고 문제 없다고 하더군요."

그는 매일 밤 소주 한 잔을 마셔야 겨우 잠들 정도였습니다.

그런데 정밀 검진을 받아보니 테스토스테론(남성 호르몬) 부족과 인슐린 저항성이 발견되었습니다. 이는 남성 갱년기와 그에 따른 에너지 대사 변화 때문에 나타난 것이었습니다. 호르몬은 단순히 생식에만 관여하는 물질이 아닙니다. 우리의 감정, 수면, 기력은 물론이고 심지어 뱃살이 붙는 양상까지도 호르몬의 영향을 받지요. 세포 간에 오가는 화학적 '편지'인 각종 호르몬과 신경전달물질의 미세한 균형이 무너지면 우리의 일상 리듬도 흐트러지게 됩니다.

병원 검사 결과는 흔히 "정상 범위"에 들어오는지로 판단합니다. 하지만 검사 수치가 정상 범위라고 해서 내 몸이 최상의 상태라는 뜻은 아닙니다. 정상 범위라는 기준 자체가 말 그대로 평균적인 수치일 뿐이어서, 그 범위 안에 있어도 어떤 사람에겐 여전히 부족하거나 넘칠 수 있기 때문입니다.

특히 코르티솔, 인슐린, 성호르몬(에스트로겐·테스토스테론), 멜라토닌 같은 주요 호르몬이나 세로토닌, 도파민 등의 신경전달물질은 서로 조화를 이루며 작용해야 합니다. 이들의 균형이 조금만 흐트러져도 몸에서 피로, 불면, 불안, 무기력 같은 이상 신호가 나타납니다. 그런데도 많은 사람이 이러한 변화를 "노화 현상"이나 "기분 탓"으로 치부하며 그냥 지나치곤 합니다. 하지만 사실은 몸이 훨씬 이전부터 도움이 필요하다는 편지를 보내고 있었던 셈입니다.

우리 몸의 주요 화학 메신저들

- **코르티솔**: 스트레스에 대처하도록 돕는 호르몬이지만, 과다 분비되면 면역력·수면·기억력에 악영향을 준다.
- **인슐린**: 세포가 에너지를 흡수하도록 돕는 '열쇠' 같은 호르몬으로, 저항성이 생기면 세포에 에너지가 공급되지 않아 만성 피로를 유발한다.
- **멜라토닌**: 숙면을 유도하는 '수면 호르몬'으로, 밤에 분비되어 생체 리듬을 조절한다.
- **도파민**: 즐거움·동기·집중력에 관여하는 뇌의 보상 신호다.
- **세로토닌**: 기분 안정과 불안 완화, 식욕 조절을 돕는 '감정의 안정제'다.

- **성호르몬(에스트로겐·테스토스테론)**: 중년의 우울감, 피로, 수면장애와 밀접하게 관련된 호르몬이다.

이 모든 화학 메신저들은 마치 오케스트라의 악기들처럼 조율되어야 합니다. 단 하나의 악기의 음이 어긋나기만 해도 우리 몸은 금세 불협화음을 내기 시작합니다.

일상을 조율하는 작은 실천

―

다행히 무너진 균형은 생활 습관 개선으로 회복할 수 있습니다. 제가 자주 드리는 몇 가지 실천 팁을 소개합니다.

- **숙면이 먼저입니다**: 밤 11시 이전에 잠자리에 들고 스마트폰은 잠시 치워두세요. 깊은 잠을 관장하는 멜라토닌이 충분히 분비되어야 다음 날 아침이 훨씬 가뿐해집니다.
- **스트레스를 정면으로 마주하세요**: 힘든 일을 혼자 끙끙 앓지 마세요. 명상, 산책, 편하게 이야기할 수 있는 사람과의 대화 등은 높아진 코르티솔 수치를 다스리는 좋은 시작이 됩니다.
- **규칙적으로 움직이세요**: 걷기나 가벼운 근력 운동 등 무리 없는 활동을 생활화해보세요. 운동은 인슐린과 도파민의 균형을 되찾아주어, 몸에 쌓인 피로를 조금씩 덜어줍니다.

- **밥 잘 챙겨 드세요**: 단 음식을 줄이고 단백질과 채소, 건강한 지방을 골고루 섭취하세요. 규칙적이고 균형 잡힌 식사는 호르몬 리듬을 지켜주는 가장 기본적인 '연료'입니다.
- **몸의 말을 귀담아들으세요**: 만성 피로, 불면, 무기력 같은 증상은 몸이 보내는 신호입니다. 분명 문제가 있는데도 억지로 "정상"이라고 여기며 넘기지 마세요.

몸은 끊임없이 말을 걸고 있습니다. 그리고 그 신호를 가장 먼저 알아채고 돌봐줄 수 있는 사람은 다름 아닌 당신 자신입니다. 유난히 힘든 날이 있어도, 그건 당신이 약하다는 뜻이 아닙니다. 사실은 당신의 세포들이 지금도 답장을 간절히 기다리고 있을 뿐입니다. 그러니 오늘만큼은 내 몸이 보내는 작은 목소리에 한 번 귀 기울여보세요. 작은 실천들을 꾸준히 이어간다면, 당신의 몸도 마음도 분명 지금보다 더 "괜찮아질" 수 있습니다.

PART 6

습관 ❺
혈관이 막히면 죽고 통하면 산다
T: Transport

6-1
혈류가 살아야 건강도 산다

 약국을 열기 전, 약사로 일하면서도 저는 고혈압과 고지혈증으로 오랜 시간 시달렸습니다. 하루 일을 마치고 집에 돌아오면 다리에 푸른 혈관이 불거졌고 종아리는 늘 무겁고 저렸습니다. 혈압약과 콜레스테롤 약을 빠짐없이 챙겨 먹었지만 손발은 여전히 차가웠고 다리의 무거움도 나아지지 않았습니다. 병원 정기검진에서는 혈압과 지질 수치가 "잘 관리되고 있다"는 말을 들었지만 정작 제 몸 상태는 정상과 거리가 멀었습니다. 그러던 어느 날 깨달았습니다.

 "약으로 숫자만 맞출 게 아니라, 혈관 자체를 건강하게 회복시켜야 한다."

그때부터 저는 천연 성분의 보충제를 챙겨 먹기 시작했습니다. 은행잎, 낫토키나제, 병풀, 홍국, 소나무 껍질 등 이름조차 생소했던 성분들이었지요. 동시에 아침저녁으로 빠르게 걷는 운동을 병행했습니다.

처음에는 과연 효과가 있을까 반신반의했지만, 몇 달이 지나자 놀라운 변화가 찾아왔습니다. 늘 160/100을 넘나들던 혈압이 130/90으로 안정되었고 손발은 따뜻해졌으며 다리의 통증과 붓기는 눈에 띄게 줄었습니다. 계단을 오를 때 숨이 차던 것도 한결 수월해졌습니다. 거울을 보니 불거져 있던 다리 정맥의 돌출도 가라앉았습니다. 그제서야 실감했습니다.

"온몸 구석구석 흐르는 혈류야말로 진정한 생명의 에너지구나!"

혈액, 우리 몸의 생명선

우리 몸은 온몸에 뻗어 있는 혈관이라는 도로망을 통해 혈액을 흐르게 함으로써 생명을 유지합니다. 혈액은 세포에 산소와 영양소, 호르몬을 전달하고 세포에서 나온 노폐물과 이산화탄소를 회수합니다. 마치 택배 물류망과 같아서 혈류가 한 순간이라도 멈추면 근육을 움직이거나 생각하는 기본적인 일조차 할 수 없습니다.

혈류는 생명의 물줄기이자 우리 몸의 긴급 구조대입니다. 상처가 나면 지혈과 면역 작용에 필요한 세포들이 즉시 혈류를 타고 상처 부위로 달려갑니다. 호르몬 역시 이 혈류라는 길을 따라 몸에 꼭 필요한 곳까지 정확히 운반됩니다. 이처럼 혈액은 소통, 공급, 치유, 방어의 역할을 모두 수행하는 만능 메신저입니다.

혈류가 막히면, 건강도 멈춘다

당뇨병 환자에게 흔히 나타나는 합병증인 말초동맥질환[PAD]은 혈류 장애로 발생하는 대표적인 사례입니다. 높은 혈당으로 미세혈관이 손상되면 혈액 공급이 원활하지 못해 발끝이 차갑고 저릿해지며, 생긴 상처도 좀처럼 낫지 않습니다. 심하면 조직이 괴사하여 발이나 다리를 절단해야 하는 상황으로까지 이어질 수 있습니다. 결국 당뇨로 인한 망막병증이나 신장질환 역시 근본적으로는 혈류 문제에서 비롯됩니다. 그러니 몸의 어느 한 부분에서 "자꾸 저린다, 붓는다, 피곤하다"는 신호를 보내온다면 단순한 노화 현상으로 넘기지 마세요. 어쩌면 세포들이 보내는 혈류 부족 경고음일지도 모릅니다.

약물의 한계, 회복의 전환점
―

물론 약물 치료도 중요합니다. 혈압약과 콜레스테롤약은 증상을 다스리는 데 큰 역할을 합니다. 하지만 혈압이나 콜레스테롤 수치가 정상으로 돌아왔다고 해도 혈관이 완전히 회복된 것은 아닙니다. 연구를 보면 약으로 혈압을 낮춰도 말초의 미세혈관 기능은 여전히 손상된 경우가 많다고 합니다.

또 콜레스테롤 수치를 낮추는 스타틴을 복용해도 이미 진행된 동맥경화가 완전히 사라지는 것은 아닙니다. 이런 이유로 자연 유래 성분의 보충제나 생활 습관 개선에 눈을 돌리는 분들이 늘고 있습니다. 저 역시 그 흐름에 동참했고 기능약학을 통해 건강 회복의 전환점을 맞이했습니다.

혈류를 도운 자연 성분들
―

- **홍국**: 천연 스타틴 성분인 모나콜린 K를 함유하여 콜레스테롤을

낮추고 혈관 염증을 완화합니다.

- **낫토키나제**: 혈액의 끈끈함을 줄이고 혈전을 녹여 혈액 흐름을 원활하게 합니다.
- **은행잎**: 말초 혈관을 확장하고 뇌 혈류를 개선합니다.
- **병풀**: 손상된 정맥벽을 회복시키고 부종을 완화합니다.
- **피크노제놀**: 강력한 항산화 작용을 통해 미세혈관의 혈류와 혈관 내피세포 기능을 회복시키는 데 도움을 줍니다.

이들 성분은 모두 혈액 흐름을 원활하게 하여 약물 치료의 한계를 보완해 줍니다.

혈류를 살리는 생활의 기술

아무리 좋은 성분이라도 생활 습관이 뒷받침되지 않으면 충분한 효과를 보기 어렵습니다. 가장 중요한 습관은 바로 걷기입니다. 종아리 근육은 '제2의 심장'이라 불릴 만큼 혈액을 심장으로 끌어올려 주는 펌프 역할을 합니다. 실제로 하루 30분씩 주 5일만 걸어도 말초 혈액순환이 개선된다는 연구 결과가 있습니다. 심지어 짧게 자주 움직이는 것이 더 효과적이라는 연구 결과도 있습니다.

충분한 수면과 스트레스 관리도 빼놓을 수 없습니다. 잠자는 동안 손상된 혈관이 회복되고 재생됩니다. 하지만 스트레스를 받으면 혈관이 수축되고 염증 수치가 높아집니다. 결국 우리 마음도 몸도 혈관 건강과 밀접하게 연결되어 있다는 사실을 잊지 맙시다.

생명은 흐름 속에 있다

혈류가 되살아나자 온몸에 다시 생기가 도는 듯했습니다. 혈압이나 콜레스테롤 수치는 전과 다르지 않았지만 삶의 질은 분명히 달라졌습니다. 아침은 상쾌하고 손끝은 따뜻해졌으며 머리는 한결 맑아졌습니다. 그제야 깨달았지요. 건강은 숫자가 아니라 내 몸의 느낌이 말해주는 것이라는 걸요.

요즘 들어 손발이 유난히 차갑고 다리가 쉽게 붓거나 저린다면, 그것은 몸이 보내는 작은 신호인지도 모릅니다. 그 신호를 무시하지 않고 조금만 귀 기울인다면 혈류는 다시 흐르고 삶은 다시 빛날 수 있습니다. 오늘은 내 몸 구석구석을 흐르는 생명의 강물과도 같은 혈류에게 감사의 마음을 전해보세요. 그 따뜻한 마음이야말로 회복의 첫걸음이 될 것입니다.

6-2
"정상"인데 왜 이렇게 피곤할까요?
수치보다 몸의 신호를 믿으세요

"혈액검사 결과는 정상인데, 왜 이렇게 피곤하죠?"

약국을 찾은 60대 요양보호사 B씨의 하소연이었습니다. 건강검진에서 빈혈이 없다고 들었지만, 그는 여전히 하루 종일 어지럽고 무기력했습니다. 병원에서 '정상'이라는 말을 들으면 안심이 되어야 하는데, 몸 상태는 전혀 그렇지 않은 경우가 많습니다.

B씨의 이야기를 듣고 저는 말했습니다.

"수치는 정상이지만, 몸은 분명히 신호를 보내고 있는 거예요."

빈혈이 아닌 사람에게도 빈혈과 비슷한 피로감이 나타날 수 있다는 연구 결과들이 있습니다. 혈액검사 수치에는 잡히지 않더라도 철분이나 비타민 B12, 엽산 등의 미세 영양소가 부족하면 몸이 영향을 받기 마련입니다. 특히 만성 피로를 호소하는 분들 중에는 혈액검사상 아무 이상이 없지만 실제로는 빈혈과 유사한 증상을 겪는 경우도 많습니다.

검사 결과가 말해주지 않는 것: 몸이 보내는 신호

검사 결과에서 '정상'이라는 말은 통계적 평균값에 불과합니다. 사람마다 고유한 '정상' 기준이 다르기 때문에, 평소 자신의 수치보다 조금만 떨어져도 몸은 예민하게 변화를 느낄 수 있습니다. 예를 들어 평소 혈색소 수치가 14g/dL이던 여성이 12g/dL로 떨어졌다면 비록 여전히 기준 범위 안이라 해도, 이전보다 큰 폭의 변화에 몸은 피로를 호소할 수 있습니다.

게다가 일반적인 건강검진에서는 페리틴(저장 철분) 수치를 확인하지 않는 경우가 많아서 '숨어 있는 철분 부족'을 놓치기 쉽습니다. 빈혈까진 아니더라도 체내 철분 저장고가 바닥난 상태IDWA, iron deficiency without anemia는 철 결핍성 빈혈보다 전 세계적으로 훨씬 흔합니다. 특히 여성이나 만성질환자는 이러한 '숨은 철분 부족'에 주의할 필요가 있습니다.

혹시 혈액량 자체가 부족한 걸까요?

—

B씨의 생활습관을 들어보니, 최근 다이어트를 하느라 식사량을 크게 줄였고 물도 충분히 마시지 않고 있었습니다. 저는 "문제는 혈액 수치가 아니라 몸을 도는 혈액의 '양' 자체가 부족해서일 수 있다"고 설명해 드렸습니다. 탈수 상태이거나 영양이 부족하면 몸속 혈액의 총량이 줄어듭니다.

혈액량이 줄어들면 혈색소 수치는 정상이어도 빈혈과 비슷한 증상이 나타날 수 있지요. 특히 물을 잘 마시지 않아 체내 수분이 모자라면 혈액의 절대량이 줄어들어 혈압이 떨어지고, 어지럼증이나 심한 피로가 생깁니다. B씨는 "앉았다 일어설 때 현기증이 심했다"고 털어놓았습니다. 이런 기립성 어지럼증은 단순히 나이가 들어서 생기는 현상이 아닙니다. 순환계에 문제가 생겼다는 몸의 경고 신호일 수 있습니다.

혈액의 '질'과 '흐름'도 중요합니다

—

피로감을 유발하는 또 다른 원인은 혈액의 '질'과 '순환 상태'입니다. 가공식품을 자주 먹고 식사가 불규칙하면 혈액이 탁해지고 끈적해져서 말초 조직까지 산소와 영양을 제대로 전달하지 못합니다. B씨는 손발이 늘 차고 저리다고 했는데, 이것 역시 말초 혈액순환이 원활하지 않다는 신호입니다. 가공식품에 많이 들어 있는 트랜스지방은 혈관 벽을 딱딱하게 만들고 혈액의 미세혈관 순환을 방해하여 만성 통증, 피로, 집중력 저하로 이어질 수 있습니다.

중년 이후에는 혈관의 탄력성이 떨어지기 때문에, 동일한 혈액량이라도 말초까지 충분히 공급되지 않아 피로감이 심해질 수 있습니다. 마치 고속도로 대신 좁고 막힌 길로 차를 몰아야 하는 것과 같아서 혈관이라는 '길' 상태가 나쁘면 피가 아무리 충분해도 몸 구석구석까지 원활하게 흐르기 어렵습니다.

혈액순환 보조제, 잘못 쓰면 오히려 독이 될 수도 있어요

피로할 때 홍삼이나 은행잎 등 혈액순환 보조제를 찾는 분들도 많습니다. 이런 보조제가 때로 도움이 되지만, 몸에 기본적인 '체액'이 부족한 상태에서 혈관만 확장시키면 오히려 역효과가 날 수 있습니다. 빈혈 기운이 있는 상황에서 혈관만 확장되면 혈압이 뚝 떨어져 앉았다 일어설 때 어지럼증이 더욱 심해집니다. B씨도 혈액순환 보조제를 먹었다가 "머리가 더 어질어질했다"고 했습니다. 그래서 저는 "지금은 우선 부족한 체액부터 채우고, 나중에 필요할 때 순환을 돕자"고 조언해 드렸습니다.

피를 만들고 잘 돌게 하는 힘, 생활에서 채워야 합니다

혈액 건강을 지키기 위해 특히 신경 써야 할 요소는 영양과 수면입니다. 먼저 영양을 살펴볼까요? 혈액을 만들고 잘 돌게 하려면 우리 몸에는 여러 가지 영양소가 골고루 필요합니다. 철분은 물론이고 엽산, 비타민 B12, 단백질, 오메가-3 지방산, 아연, 구리 등 적혈구 생성과 혈관 건강에 꼭 필요한 영양소들을 충분히 섭취해야 합니다. 특히 오메가-3 지방산은 적혈구 막을 유연하게 만들어 혈액이 맑고 부드럽게 흐르도록 도와주므로, 고등어 같은 등푸른 생선이나 들기름 등을 통해 꾸준히 보충해 주는 것이 좋습니다.

다음은 수면입니다. 숙면은 그 자체로 혈액과 혈관을 회복시키는 최고의 보약입니다. 밤에 충분히 자는 동안 우리 몸은 조혈 호르몬 분비의 리듬을 유지하고, 낮 동안 긴장했던 혈관도 휴식을 취합니다. 반대로 수면이 부족하면 조혈 기능에 차질이 생길 뿐 아니라 뇌의 '행복 물질' 분비에도 영향을 주어 아침 기분까지 무거워질 수 있습니다.

적당한 운동도 빼놓을 수 없습니다. 가벼운 산책이나 스트레칭 같은 규칙적인 유산소 운동은 혈액순환을 촉진하고 혈관 탄력성을 유지시켜 피로 개선에도 도움이 됩니다.

오늘도 내 몸이 보내는 신호에 귀 기울이세요

상담을 마친 B씨는 "그저 만성피로인 줄만 알았는데 내 몸 속에 혈액이 부족했던 건 생각 못 했다"며 놀라워했습니다. 저는 따뜻하게 격려해 드렸습니다.

> "몸은 정직해서, 부족하면 반드시 신호를 보내요. 그러니 이제 그 신호를 무시하지 말고 잘 챙겨주세요."

혹시 여러분도 "검사 결과는 정상이라는데 왜 이렇게 힘들지?" 하고 고민해 본 적 있나요? 그렇다면 이제는 숫자보다 내 몸의 목소리에 먼저 귀를 기울여 보세요. 진짜 건강으로 가는 열쇠는 바로 그런 몸의 신호들 속에 있습니다.

6-3
혈당은 넘치는데 왜 이렇게 피곤할까?
세포가 에너지를 쓰지 못하는 몸의 비밀

밥을 먹어도 금세 피곤한 이유는?

며칠 전 50대 중반의 남성 고객이 약국을 찾았습니다. 그는 "요즘 점심만 먹고 나면 바로 졸음이 쏟아져요. 이상하게 식사하고도 금세 배가 고파지고 단 것이 계속 당기네요"라며 걱정을 털어놓았습니다.

건강검진 결과를 보니 공복 혈당이 약간 높은 상태였지만 아직 당뇨병은 아니라는 진단이었습니다. 그는 이런 증상을 그저 "나이가 들어서 그렇다"고 여겼지만, 사실 몸은 이미 작은 신호들을 보내고 있었습니다. 바로 인슐린 저항성이 나타나기 시작한 것입니다. 최근 우리나라에서도 당뇨병 전단계 환자가 약 1,500만 명에 달할 정도로 흔한 문제이며, 많은 사람들이 자신에게 이런 문제가 있는지도 모르고 지내곤 합니다. 그렇다면 혈당은 충분히 높게 나오는데 왜 몸은 피곤하고 배고픈 것일까요?

세포는 왜 에너지를 못 쓸까? - 인슐린과 인슐린 저항성

음식을 먹으면 혈당(포도당) 수치가 올라가고, 이에 맞춰 췌장에서 인슐린이라는 호르몬이 분비됩니다. 인슐린은 세포의 문을 여는 열쇠와 같아서, 혈액 속 포도당이 세포 안으로 들어가 연료로 쓰이도록 도와주는 역할을 합니다. 건강할 때는 인슐린이 충분히 분비되고 세포도 그 신호에 잘 반응하여, 먹은 당을 세포들이 에너지로 쓰고 혈당은 정상으로 돌아옵니다.

그러나 인슐린 저항성이 생기면 이야기가 달라집니다. 세포 표면의 문 역할을 하는 자물쇠(인슐린 수용체)에 문제가 생겨, 열쇠(인슐린)가 있어도 문이 잘 열리지 않는 상태가 됩니다. 그 결과 혈당은 "풍요 속의 빈곤" 상황에 처합니다. 다시 말해, 혈액 속에는 포도당(에너지원)이 넘쳐 흐르는데 정작 세포들은 그 포도당을 받아들이지 못해 에너지 부족에 시달리게 됩니다.

마치 출퇴근 러시아워의 지하철을 떠올리면 이해하기 쉽습니다. 지하철 칸(세포) 안은 이미 사람으로 꽉 찼는데 플랫폼(혈액)에는 승객(포도당)이 넘쳐나는 겁니다. 역무원(인슐린)이 밀어 넣으려 애써도 더 들어갈 수 없는 상황이지요. 세포가 포도당을 충분히 흡수하지 못하면, 뇌는 "에너지가 부족하다"고 착각하여 우리에게 더 먹으라는 신호를 보냅니다. 그래서 식사를 한지 얼마 안 되었는데도 금세 허기가 지고, 유난히 단 음식이 당기는 현상이 나타납니다. 실제로 인슐린 저항성이 있는 사람들은 피로감이나 식후 나른함, 그리고 이상한 공복감을 호소하는 경우가 많습니다. 이 남성 고객이 겪고 있던 식후 졸음과 금세 찾아오는 배고픔이 바로 그런 예입니다.

인슐린 저항성이 불러오는 악순환

인슐린 저항성이 시작되면 우리 몸에서는 몇 가지 악순환이 굴러가기 시작합니다. 첫째, 세포에 연료가 들어가지 않으니 지속적으로 만성 피로와 무기력감이 느껴집니다. 둘째, 에너지가 부족하다는 신호에 따라 더 많은 음식을 먹게 되고, 특히 쉽게 에너지를 낼 수 있는 단 음식에 손이 가기 쉽습니다. 하지만 정작 먹은 당은 또다시 세포로 원활히 들어가지 못하고 혈당만 높이는 결과가 됩니다. 이렇게 혈당이 식사 때마다 급등락을 반복하면 췌장은 점점 더 많은 인슐린을 분비하게 되어 과잉 인슐린(고인슐린혈증) 상태가 됩니다.

이런 상황이 계속되면 만성 피로는 더욱 심해지고 체중은 늘어나기 쉽습니다. 특히 내장지방이 쌓이면 염증성 물질이 분비되어 인슐린 작용을 방해하는데, 이는 인슐린 저항성을 한층 악화시킵니다.

한편, 혈당이 항상 높은 상태에서는 당화(糖化)라는 현상이 일어납니다. 포도당이 우리 몸 단백질에 들러붙어 당화산물 AGEs을 형성하는 것인데, 이는 마치 우리 몸을 설탕에 절여 서서히 녹슬게 하는 것에 비유할 수 있습니다. AGEs는 혈관과 조직을 공격해 손상시키고 노화를 촉진합니다.

당뇨병 전단계와 같이 경미한 혈당 이상 단계에서도 이러한 변화가 이미 시작될 수 있다고 알려져 있습니다. 즉, 겉으로 드러나는 혈당 수치가 경계선 정도라고 방심해서는 안 되며, 몸 속에서는 염증 증가, 혈관 손상 등의 문제가 진행될 수 있습니다.

인슐린 저항성을 부르는 6가지 원인

인슐린 저항성은 하루아침에 생기지 않습니다. 생활습관과 환경의 여러 요인들이 복합적으로 작용해 서서히 세포가 인슐

린에 둔감해진 결과입니다. 특히 다음의 6가지 요인은 인슐린 저항성을 높이는 주범들로 지목됩니다:

· 정제 탄수화물 과다: 설탕, 흰쌀밥, 밀가루로 만든 음식 등 정제된 탄수화물을 과도하게 섭취하면 식후 혈당이 급격히 상승하고 많은 양의 인슐린이 반복적으로 분비됩니다. 이러한 혈당 스파이크의 반복은 점차 세포의 인슐린 반응을 둔화시켜 인슐린 저항성을 촉진합니다.

· 만성 스트레스: 스트레스를 받을 때 분비되는 코르티솔 호르몬은 인슐린의 작용을 방해하는 성질이 있습니다. 코르티솔이 계속 높게 유지되면 인슐린이 충분히 있어도 혈당을 낮추는 효과가 떨어지고, 오히려 간에서 포도당 생산을 늘려 혈당 상승과 인슐린 저항성을 유발합니다. 실제로 쿠싱증후군처럼 코르티솔이 과다한 질환 환자들에게서 당뇨가 흔한 것도 같은 이유입니다.

· 수면 부족: 잠이 부족하거나 수면의 질이 나쁘면 우리 몸의 대사 리듬이 깨지고 인슐린에 대한 세포의 민감도가 떨어집니다. 연구에 따르면 만성적인 수면 부족은 식욕을 폭증시키

고, 특히 야식이나 단 음식 갈망을 높여 결과적으로 혈당 조절을 더 어렵게 만듭니다. 또한 수면무호흡증 같은 수면 장애가 있는 경우 인슐린 저항성과 당뇨 위험이 증가하는 것으로 보고됩니다.

• **운동 부족**: 신체 활동이 적으면 근육이 포도당을 연료로 소모하는 능력이 떨어집니다. 근육 운동은 세포 내 GLUT4라는 포도당 수용체를 활성화시켜 혈당을 연소하는 통로를 열어주는데, 운동이 부족하면 이 통로가 제대로 열리지 않습니다. 그 결과 근육 세포들은 점점 포도당 흡수에 둔감해지고, 인슐린 저항성이 높아지게 됩니다. 규칙적인 운동을 통해 근육량을 늘리고 활발히 움직이는 생활이 중요한 이유가 여기에 있습니다.

• **환경 독소 노출**: 우리가 일상에서 접하는 환경 호르몬(내분비교란물질)이나 중금속 등의 독소도 대사 교란을 일으킬 수 있습니다. 예를 들어 플라스틱의 첨가물인 비스페놀A^{BPA}에 반복적으로 노출된 동물에서는 인슐린 분비와 혈당조절에 이상이 생기고 인슐린 저항성이 유발된다는 연구들이 있습니다. 그밖에도 일부 농약, 중금속, 공업용 화학물질 등에 대한 만성 노

출이 비만과 당뇨 위험을 높이는 것으로 보고되고 있어, 가능한 한 환경 독소 노출을 줄이는 생활이 권장됩니다.

• **만성 염증**: 비만이나 잇몸질환 같은 만성 염증 상태는 우리 몸의 인슐린 기능을 지속적으로 방해합니다. 염증이 있을 때 분비되는 염증성 사이토카인(예: TNF-α, IL-6 등)이 인슐린 수용체의 신호 전달을 막아 세포의 포도당 흡수를 저해하기 때문입니다. 결국 염증이 심할수록 인슐린 저항성이 커지고, 인슐린 저항성이 높아질수록 다시 염증이 악화되는 악순환에 빠질 수 있습니다.

숫자보다도 내 몸의 흐름을 보자

많은 사람들이 건강검진 결과지의 공복 혈당 수치나 체중, 체질량지수[BMI] 같은 숫자에만 집착하곤 합니다. 물론 이러한 수치들도 참고가 되지만, 진짜 중요한 것은 내 몸의 흐름과 반응입니다. 당뇨병약을 복용하면 혈당 수치는 낮아질 수 있습니다. 그러나, 인슐린이 과잉 분비되고 있는 문제나 만성 염증, 내장지방 축적 같은 근본 원인이 해결되지 않으면 오히려 건강을 해칠 수 있습니다. 단순히 수치를 맞추는 치료로는 몸이 보내는 신호를 놓칠 수 있기 때문입니다.

반대로 공복 혈당 등이 약간 정상보다 높게 나온다 해도, 생활습관 개선을 통해 인슐린 분비량이 줄고 대사 유연성이 회복되고 있다면 이는 오히려 몸이 회복되는 징조일 수 있습니다. 여기서 말하는 대사 유연성이란, 우리 몸이 상황에 따라 탄수화물도 태우고 지방도 태울 수 있는 능력을 말합니다.

인슐린 저항성이 심해지면 몸은 포도당(당)에만 지나치게 의존하게 되어 에너지 활용이 한쪽으로 경직된 상태가 됩니다. 쉽게 말해 당만 계속 태우는 모닥불이 되어 지방을 태우는 법을 까먹는 셈입니다. 그러므로 이제는 단순한 숫자보다 내 몸이 얼마나 자연스럽게 에너지를 순환시키고 있는지, 식후에 너무 졸리거나 배고프지는 않은지, 잠은 잘 자고 있는지 등의 신호와 흐름에 주목해야 할 때입니다. 몸은 항상 우리에게 작은 목소리로 균형 상태를 알려주고 있으니까요.

인슐린 감수성을 높이는 6가지 생활 전략

인슐린 저항성을 개선하고 세포의 인슐린 감수성을 높이려면 생활습관 전반에 변화를 주어야 합니다. 다행히도 우리의 식생활과 생활습관을 조정하면 꽤 빠르게 몸의 대사 균형이 좋아질 수 있습니다. 다음의 6가지 전략은 인슐린 저항성을 줄이고 건강한 에너지 흐름을 되찾는 데 큰 도움이 됩니다:

· **식단 조정** – 좋은 탄수화물과 단백질 위주로: 우선 지나치게 혈당을 올리는 정제 탄수화물을 줄이고 대신 채소, 통곡물, 식이섬유가 풍부한 식품을 섭취하세요. 단 음식과 탄산음료 대신 견과류나 단백질 식품으로 간식을 대체하면 혈당의 급격한 변동을 완화할 수 있습니다. 식사 때도 흰쌀밥보다 현미밥, 샐러드와 단백질 반찬을 충분히 곁들이는 것이 좋습니다. 이러한 식단 변화는 췌장의 부담을 덜어주고 인슐린 분비를 안정시켜 줍니다.

· **간헐적 단식** – 인슐린에게도 휴식 시간을: 하루 2끼 식사나 16:8 방식(16시간 공복, 8시간 동안만 식사) 등 간헐적 단식을 통해 매일 일정 기간 공복 상태를 유지하면 인슐린 분비에 휴식 시간을 줄 수 있습니다. 공복 상태에서는 몸이 혈당 대신 저장된 지방을 태우도록 유도되어 대사 유연성도 좋아집니다. 실제로 당뇨병 전문 저널에 발표된 연구에서도 간헐적 단식을 실천한 당뇨 전단계 환자들이 인슐린 감수성이 개선되고 인슐린 혈중 수치가 감소한 것으로 나타났습니다. 무리한 단식

보다는 자신의 생활패턴에 맞춰 조금씩 공복 시간을 늘려가는 것이 안전합니다.

• 규칙적인 운동 - 근육을 깨워라: 일주일에 3회 이상 땀이 날 정도의 유산소 운동 또는 근력 운동을 실천하세요. 운동은 온몸의 인슐린 문을 활짝 열어주는 효과가 있습니다. 근육 세포 내 포도당 수용체 GLUT4가 운동 중 활성화되어 혈당을 연료로 태우고, 운동 후에도 인슐린에 대한 민감도가 향상됩니다. 걷기, 달리기, 자전거, 수영과 같은 유산소 운동과 근력 운동을 병행하면 더욱 효과적입니다. 운동은 또 내장지방 감소와 체중 관리에도 필수적이어서, 결과적으로 인슐린 저항성 개선에 큰 도움이 됩니다.

• 숙면과 스트레스 관리: 하루 7~8시간의 숙면을 취하도록 노력하세요. 잠을 잘 자야 췌장도 회복되고 호르몬 균형이 바로잡혀 인슐린 감수성이 유지됩니다. 자기 전 스마트폰 사용을 줄이고 규칙적인 수면 습관을 들이면 숙면에 도움이 됩니다. 또한 스트레스 관리도 중요합니다. 취미 생활이나 가벼운 명상, 산책 등을 통해 만성 스트레스를 해소하세요. 스트레스 호르몬인 코르티솔 수치가 낮아지면 자연히 인슐린 작용이 원

활해집니다. 반대로 스트레스가 극심하면 폭식이나 단 음식 섭취를 부를 수 있으니, 스트레스를 인식하고 건강하게 풀어주는 방법을 찾아야 합니다.

• **환경 독소 줄이기**: 일상에서 환경 독소 노출을 줄이는 것도 대사 건강에 도움이 됩니다. 플라스틱 용기를 뜨거운 음식에 사용하는 것을 피하고, 가능하면 유리나 스테인리스 용기를 사용하세요. 음식을 보관할 때 랩이나 비닐 대신 유리 밀폐 용기를 쓰는 것이 좋습니다. 또한 가공식품에 들어있는 인공첨가물 섭취를 줄이고, 중금속에 노출될 수 있는 흡연도 피하는 것이 좋습니다. 이런 작은 실천들이 모여 호르몬 교란 물질로부터 몸을 보호하고 인슐린 기능을 지키는 데 기여합니다.

• **항염증 식생활**: 몸 속 만성 염증을 줄이는 식생활을 하세요. 등 푸른 생선(고등어, 연어 등)처럼 오메가-3 지방산이 풍부한 음식은 항염 효과가 있고 인슐린 감수성을 높이는 데 도움이 됩니다. 브로콜리, 시금치, 당근 같은 녹황색 채소와 베리류 과일은 항산화 물질이 많아 염증을 줄여줍니다. 반면 트랜스지방이 많은 패스트푸드나 가공육, 설탕이 많은 음식은 염증을 악화시키니 최소화해야 합니다. 식단을 항염적으로 조절하

면 체내 염증성 사이토카인 수치가 감소하고, 그 결과 인슐린 저항성 개선에도 긍정적인 영향을 줍니다.

몸은 다시 흐르기 시작할 수 있다 – 회복은 충분히 가능하다

다행스럽게도 인슐린 저항성은 되돌릴 수 있는 상태입니다. 앞서 소개한 50대 남성 고객도 몇 달간 식습관과 운동 습관을 꾸준히 개선한 결과, 점심 먹고 찾아오던 극심한 오후 졸음이 사라졌고 혈당 수치도 눈에 띄게 안정되었습니다. 무엇보다 "이젠 몸이 예전보다 말을 잘 듣는다"는 표현을 할 정도로 몸의 활력과 자신감을 되찾으셨습니다. 우리 몸은 본래 스스로 균형을 회복하는 놀라운 능력을 지니고 있습니다.

비록 지금 인슐린 저항성이 있다 하더라도, 작은 생활의 변화들이 꾸준히 쌓이면 굳어 있던 대사 기능도 다시 부드럽게 흐르기 시작합니다. 실제로 미국의 대규모 임상 연구 DPP_{Diabetes Prevention Program}에 따르면, 당뇨 전단계 환자들이 식습관 개선과 주 150분 이상의 운동을 통해 체중의 5~7%를 감량했을 때 향후 당뇨병 발생 위험이 58%나 감소했다고 합니다.

이처럼 생활습관의 힘은 생각보다 강력합니다. 그러니 결코 "이미 늦었다"고 좌절하지 마십시오. 오늘부터 실천하는 작은 변화가 쌓이면 반드시 몸은 그 노력에 응답해줄 것입니다. 혈당이라는 숫자에 일희일비하기보다는 내 몸의 느낌과 흐름을 믿고, 즐거운 마음으로 회복의 여정을 시작해보세요. 분명 더 가볍고 생기있는 몸이 여러분을 기다리고 있을 것입니다.

6-4
몸의 숫자보다 중요한 것
살 빠지는 주사를 맞기 전에

―

며칠 전, 40대 직장인 여성 S씨가 제 약국을 찾아왔습니다. 요즘 '살이 빠지는 주사'로 소문난 '위고비^{Wegovy}'와 '삭센다^{Saxenda}'에 관심이 있다며 조심스럽게 물어보시더군요.

"주사만 맞으면 살이 쭉쭉 빠진대요. 주변에서도 많이들 맞고 있더라고요."

기대 어린 눈빛에서 S씨가 체중 때문에 얼마나 고민하셨을지 짐작할 수 있었습니다.

상담을 통해 S씨의 건강 상태를 살펴보니, 체질량지수^{BMI}는 약 25로 비만 기준에는 못 미쳤고 고혈압이나 당뇨 같은 별다른 질환도 없었습니다. 저는 우선 이 주사제의 처방 기준부터 설명해 드렸습니다. 원래 GLP-1 수용체 작용제는 제2형 당뇨병 치료제로 개발된 약인데, 비만 치료 목적으로는 BMI 30 이상이거나 BMI 27 이상이면서 고혈압·당뇨 등의 관련 질환이 있을 때 권장됩니다. 안타깝게도 S씨는 아직 이 주사를 고려할 단계가 아니었습니다. 저는 조심스럽게 "아직은 이 주사를 맞으실 단계는 아닌 것 같습니다"라고 말씀드렸지요.

S씨는 살짝 실망한 표정을 지으셨지만, 제가 곧 덧붙였습니다.

"숫자에만 너무 집착하지 마세요. 몸이 보내는 진짜 신호를 먼저 들어보는 게 더 중요하답니다."

체중계 숫자는 우리 몸 상태의 극히 일부만 보여줄 뿐입니다. 그 숫자에만 매달리면 불필요한 스트레스를 받고 중요한 몸의 균형과 신호를 놓칠 수 있어요. 저도 약사로서 환자분들이 약에 의존하기보다 몸이 스스로 회복하는 힘을 믿고 키워나가도록 돕고 싶습니다.

S씨가 궁금해하던 GLP-1 주사제의 원리와 효과를 설명해

드렸습니다. 이 주사제는 식사 후 우리 장에서 분비되는 호르몬 GLP-1을 모방하여 식욕을 줄이고 포만감을 오래 지속시켜, 결과적으로 혈당을 낮추고 체중을 감량하는 효과를 냅니다. 임상시험 결과 위고비를 맞은 사람들은 평균 체중의 15%를 감량했고, 삭센다를 맞은 경우도 약 8% 줄였다고 합니다.

숫자만 보면 매력적인 결과이지요. 하지만 이러한 효과 뒤에 숨은 위험성도 함께 살펴봐야 합니다. 메스꺼움, 구토, 변비, 설사 등 위장 장애를 비롯해 여러 부작용이 나타날 수 있습니다. 주사 후 속이 울렁거리거나 더부룩해질 수 있고, 드물게는 혈당이 과도하게 떨어지는 저혈당이 올 수도 있습니다. 특히 드물지만 췌장염 같은 생명을 위협하는 심각한 부작용도 보고되었습니다.

한편 담낭(쓸개) 건강 문제도 간과하기 쉽습니다. 일부 환자에게서 담석(쓸개돌)이 생기고, 심한 경우 담낭을 제거하는 수술까지 받았다는 보고도 있습니다. 이런 가능성도 염두에 두어야 하겠습니다. 제 설명을 들은 S씨의 표정은 어느새 진지해졌습니다. 저는 다시 한 번 강조했습니다.

"이 주사들이 결코 나쁜 약은 아니에요. 하지만 지금처럼 건강한 분이 단순히 체중 숫자만 믿고 약물에 의존하다 보면,

자신의 몸이 보내는 중요한 신호를 놓칠 수 있다는 점을 꼭 기억하세요."

S씨에게 건강 관리의 핵심 개념 중 하나인 인슐린 저항성도 알려드렸습니다. 인슐린 저항성은 세포들이 인슐린에 둔감해져 혈액 속 포도당(혈당)을 제대로 받아들이지 못하는 상태를 말합니다. 이 때문에 혈당은 높지만 세포들은 에너지 부족을 겪는 아이러니한 상황이 벌어집니다. 이러한 대사 문제가 비만과 당뇨병, 만성 피로의 근본 원인 중 하나입니다.

GLP-1 주사가 인슐린 저항성을 다소 개선해주지만 일시적인 도움일 뿐 근본적인 해결책은 아닙니다. 인슐린 저항성을 개선하려면 약물에 기대기 전에 생활습관부터 바꾸고 대사 균형을 바로잡는 노력이 선행되어야 합니다. 그래서 S씨에게 약물 외에도 실천해 볼 만한 몇 가지 생활습관 대안을 안내해 드렸습니다.

- **간헐적 단식**: 하루 14~16시간 공복을 유지하는 식사법입니다. 인슐린 분비를 줄여 민감도를 높이고 혈당을 안정시키는 데 도움이 됩니다.
- **장 건강 회복**: 유산균(프로바이오틱스)을 꾸준히 섭취하고 채소와

과일 등 식이섬유 위주의 식사를 하세요. 장내 염증을 줄이고 대사 건강을 회복하는 데 도움이 됩니다.

- **오메가-3 지방산**: 고등어, 연어 같은 등푸른 생선을 자주 드시거나 필요하면 오메가-3 보충제를 섭취하세요. 염증을 줄이고 인슐린 감수성을 개선합니다.
- **크롬, 바나바잎, 여주 등 자연 성분**: 혈당 조절을 돕는 식물성 보완 요법들로, 부작용 걱정 없이 활용할 수 있습니다.

S씨는 환하게 웃으며 "주사 말고도 내 몸을 먼저 돌볼 방법이 이렇게 많았군요!"라고 말했습니다. 그리고 곧바로 "그럼 오늘부터 저녁마다 러닝을 다시 시작해봐야겠어요"라며 힘찬 다짐을 하셨지요. 약사로서 저는 환자분들의 작은 변화들이 결국 건강한 삶으로 이어진다고 믿습니다. 체중계 숫자는 때로 우리를 조급하게 만들지만 우리 몸은 그보다 훨씬 느긋하면서도 끈질기게 스스로를 회복할 힘과 지혜를 갖고 있습니다. 그 사실을 꼭 기억해 주세요.

당신의 몸은 당신이 생각하는 것보다 훨씬 지혜롭습니다. 그러니 너무 서두르지 마세요. 천천히 그러나 꾸준하게, 자신의 몸이 보내는 신호에 귀 기울이는 당신을 따뜻하게 응원합니다.

PART 7

습관 ❻
여유 체력이 곧 신체 나이다
E:Energy

7-1
"몸을 움직일 에너지가 없어요."
세포가 보내는 구조 신호를 읽는 법

—

"검사상 이상 없는데 무기력해요."

얼마 전 약국을 찾은 70대 초반의 한 여성 분이 이렇게 하소연했습니다. 평소 골프를 즐기던 분인데, 몇 달 전부터 이유 모를 무기력감이 찾아와 마음껏 운동하지 못하게 되자 스트레스를 크게 받으셨다고 해요. 설상가상으로 눈에 다래끼까지 생기면서, 몸도 마음도 한층 지쳐버리셨습니다. 다래끼마저 쉽게 낫지 않자 결국 안과를 찾았는데, 의사로부터 "요즘 피곤하고 두통도 있으시죠?"라는 말을 듣고 그녀는 깜짝 놀랐습니다.

의사는 신경과 검사를 받아볼 것을 권유했고, 여차여차 딸의 도움을 받아 곧장 두통·파킨슨 전문병원에 가게 되었지요. 며칠 뒤 전문병원에서 진행한 검사 결과는 충격적이었습니다. '중증 근무력증'이라는 진단이 나왔던 것입니다. 청천벽력 같은 결과에 그녀는 "저, 그럼 앞으로 손발에 힘이 빠져 휠체어를 타게 되나요?" 하고 몹시 불안해했습니다. 병원에서는 추가 정밀검사가 필요하다며 대학병원을 소개해 주었고, 다행히 지인의 도움으로 입원을 서둘러 진행할 수 있었습니다.

일련의 정밀 검사를 모두 마친 후 돌아온 최종 결과는 다행히 "정상"이었습니다. 중증 근무력증은 오진으로 판명되었고, 혈관이 조금 좁아진 것을 제외하면 검사상 큰 문제가 없다는 것이었죠. 하지만 그녀는 안도하기도 전에 혼란스러워졌습니다. "그런데도 왜 이렇게 피곤하고 기운이 없을까요?" 실제 몸 상태는 전혀 정상 같지 않았기 때문입니다.

이 여성분처럼 검사 수치상 '정상'인데도 심한 무기력을 겪는 분들이 적지 않습니다. 어떤 때는 병원마다 진단이 엇갈리기도 하지요. 젊었을 땐 무기력을 그저 게으름이나 기분 탓으로 돌리지만, 중장년이 되면 "혹시 큰 병이 숨겨진 건 아닐까?" 하는 불안이 뒤따르기 마련입니다. 약국에서도 수많은 이런 '정상 판정' 환자분들을 만납니다. 그분들은 하나같이 입을 모아 말합니다.

"검사는 괜찮다는데, 제 몸은 전혀 괜찮지 않아요."

세포 속 미토콘드리아가 들려주는 이야기

이럴 때 우리는 몸을 이루는 가장 작은 단위, 세포 안을 들여다볼 필요가 있습니다. 우리 몸은 무려 30~60조 개에 달하는 세포들로 이루어져 있고, 각 세포 안에는 미토콘드리아라는 작은 에너지 발전소가 자리하고 있습니다. 미토콘드리아는 우리가 먹은 영양소와 숨 쉴 때 들어온 산소를 이용해 ATP(아데노신 삼인산)라는 에너지를 만들어내지요.

ATP는 일종의 에너지 화폐로서, 심장이 박동하고 근육이 움직이며 뇌가 활동하고 호르몬이 분비되는 등 거의 모든 생명 활동에 쓰입니다. 몸 상태가 건강할 때는 이 미토콘드리아들이 열심히 ATP를 생산해주기 때문에 웬만해서는 쉽게 피로를 느끼지 않습니다. 그런데 에너지를 만드는 이 과정에서 활성산소 ROS라는 부산물이 필연적으로 발생합니다. 활성산소는 말 그대로 반응성이 강한 산소 찌꺼기인데, 이것이 과도해지면 세포 내 여러 구성 요소를 녹슬게 만들듯 손상시키고 염증과 노화를 유발합니다.

원래도 조금씩 생기지만, 나쁜 식단과 운동 부족, 과도한 스트레스, 수면 장애 같은 불균형한 생활이 지속되면 활성산소가 필요 이상으로 쌓이게 됩니다. 그 결과 미토콘드리아 역시 지쳐버리고, 혈액 검사상의 수치는 '정상' 범위라 해도 정작 몸은 점점 기운을 잃기 시작하는 것이죠. 실제로 한 연구에서는 원인 모를 만성피로를 호소하는 노년층 환자들의 근육 조직에서, 미토콘드리아의 에너지 생성 능력이 같은 연령대 건강한 사람들보다 유의하게 감소한 것으로 보고되었습니다.[*]

세포의 발전소들이 제 역할을 못하니 당연히 몸이 쉽게 방전되는 것입니다. 더 큰 문제는 이렇게 지치고 손상된 세포들이 완전히 죽지 않고 몸에 남아 있을 때 생깁니다. 일명 좀비 세포(노화 세포)라 불리는 이들은 자신은 제대로 기능하지 못하면서도 주위에 지속적으로 염증 유발 물질을 뿜어내 주변 세포들을 괴롭힙니다. 이런 잔혹한 좀비 세포들이 곳곳에 늘어나면 만성 피로, 무기력감, 원인 모를 이상 증상들이 끊이질 않게 됩니다. 실제로 노화가 진행된 신체 조직에는 이러한 노화 세포들이 축적되어 만성 염증을 일으키고, 주변 건강한 세포들까지 망가뜨린다는 연구 결과들이 있습니다.[**]

---

[*] Tyagi S, Fuentes-Mattei E, Martin JL, et al. Idiopathic chronic fatigue in older adults is linked to impaired mitochondrial content and biogenesis signaling in skeletal muscle. Oncotarget. 2016;7(34):52695-52709.

[**] Michael Downey, Senolytics: A Major Anti-Aging Advance, Life Extension Magazine®, October 2024. 과학적 감수: Dr. Gary Gonzalez, MD.

70대 초반의 그 여사님도 수치상 '정상'이라고는 했지만, 세포 속에서는 이미 SOS 구조 신호를 보내고 있었던 셈입니다. 몸에서 "정상입니다"라는 말을 들었는데도 계속 피곤하다면, 그건 당신이 나약해서가 아니라 당신의 세포들이 '살고 싶다'고 외치고 있는 것일지도 모릅니다.

세포를 깨우는 방법, 실천으로 연결하기

—

그렇다면 이런 만성 피로 상태에서 벗어나려면 어떻게 해야 할까요? 핵심은 세포 내 에너지 생산 회로를 다시 살려주는 것입니다. 앞서 말한 지친 발전소들, 그리고 기능을 멈춘 좀비 세포들에 대응하려면 세포 스스로 재가동 버튼을 누를 수 있도록 도와줘야 합니다. 다행히도 우리 몸에는 에너지 대사를 조절하는 스위치들이 있어서, 올바른 자극을 주면 세포들이 다시 깨어나도록 할 수 있습니다. 그 대표적인 것이 AMPK와 SIRT1이라는 두 가지 분자 스위치입니다.

세포 스위치 AMPK와 SIRT1 활성화하기

—

AMPK(5' AMP-활성화 단백질 키나제)는 세포 안의 연료계 역할을 하는 효소로, 에너지 연료 상태를 실시간으로 감지합니다. 세포에 에너지가 부족해지면 AMPK가 켜지면서 지방을 태워 연료를 확보하고, 포도당 흡수를 늘려 에너지 생산을 높입니다. 또한 AMPK가 활성화되면 PGC-1α라는 조절자를 통해 새로운 미토콘드리아 생성을 촉진하여 세포의 에너지 생산 능력을 끌어올리기도 합니다.[***]

한마디로 AMPK는 세포 에너지의 파수꾼이자 가속 페달인 셈입니다. 한편 SIRT1(서투인 1)은 일명 "장수 유전자"로 불리는 단백질로, 세포 노화와 밀접한 관련이 있습니다. SIRT1은 DNA 손상을 막고 세포의 노화 속도를 늦추는 역할을 할 뿐 아니라, 미토콘드리아 생성을 촉진하여 세포의 에너지 생산 효율을 높여줍니다. 다시 말해 세포의 수명을 연장하고 활력을 유지하도록 돕는 수리공이라 할 수 있습니다. 과학자들은 AMPK-SIRT1 경로에 주목해 왔는데, 실험 동물 연구들에서 이 경로를 활발하게 자극하면 노화로 인한 기능 저하를 늦추고 생명 연장을 이끌어낼 수 있다는 보고도 있습니다.[****]

그만큼 AMPK와 SIRT1는 에너지 대사부터 세포 노화까지

[***] Richard M. Reznick, Gerald I. Shulman, The role of AMP-activated protein kinase in mitochondrial biogenesis, Journal of Physiology, 2006 May 18; 574(Pt 1):33-39.

[****] Carles Cantó, Johan Auwerx, Caloric restriction, SIRT1 and longevity, Trends in Endocrinology and Metabolism, 2009 Aug 25; 20(7):325-331.

폭넓게 관여하는 중요한 스위치입니다. 그렇다면 우리가 일상에서 이 두 스위치를 어떻게 켤 수 있을까요? 방법은 의외로 간단하고도 평범합니다. 규칙적인 운동, 간헐적 단식(하루 중 공복 시간을 늘리는 식습관), 항산화 식단(채소와 과일을 충분히 섭취하고 가공식품을 피하는 식사), 그리고 적정한 열량 제한 등 건강한 생활습관을 꾸준히 실천하면 우리 몸이 자연히 AMPK와 SIRT1을 활성화시키게 됩니다.

예를 들어 꾸준한 유산소 운동이나 가벼운 근력 운동은 에너지 연소를 촉진해 AMPK 활성을 높이고, 공복 시간을 늘리는 식습관은 세포 청소(자가포식)를 유도해 노화 세포 제거와 SIRT1 활성에 도움이 됩니다. 신선한 채소와 견과류, 과일 등 항산화 음식은 활성산소를 줄여 세포 손상을 막아주지요. 이처럼 특별한 약이나 보조제 없이도, 생활습관만 바꿔도 몸속 세포의 스위치를 다시 "ON" 시킬 수 있습니다.

CoQ10과 L-카르니틴 보충하기

생활습관 개선과 함께 고려해볼 만한 것이 미토콘드리아 보조 영양소를 보충하는 것입니다. 그중 가장 대표적인 두 가지가 코엔자임 Q10^{CoQ10}과 L-카르니틴입니다. CoQ10은 미토콘드리아 내에서 ATP 생산을 돕는 필수 효소로, 강력한 항산화제 역할도 합니다. 발전소에 연료가 잘 타도록 도와주는 엔진 오일 같은 존재라고 할까요. CoQ10이 부족하면 효율적으로 ATP를 만들지 못해 에너지 생산이 급격히 떨어집니다. 나이가 들수록 우리 몸의 CoQ10 수치는 감소하고, 특히 고지혈증 약물인 스타틴 계열을 복용하는 경우 체내 CoQ10 합성이 방해받아 쉽게 결핍되기 쉽습니다.

실제 연구에서도 만성피로증후군 환자들은 건강한 사람들에 비해 혈중 CoQ10 수준이 낮고, CoQ10 수치가 낮을수록 피로가 심한 상관관계가 보고되었습니다. 이러한 이유로 CoQ10을 보충하면 세포에 연료를 공급하고 손상된 미토콘드리아를 보호함으로써, 피로 개선에 도움이 될 수 있다는 기대가 있습니다. 실제로 2022년 발표된 13건의 임상시험 메타분석 결과에 따르면, CoQ10 보충군에서 피로도가 유의하게 감소했고, 특히 복용 용량을 늘리고 기간을 길게 유지할수록 피로 개선 효과가 더 큰 것으로 나타났습니다.[*****] 이는 CoQ10은 충분한 용량과 시간을 투여해야 체내에서 효과를 발휘한다는

[*****] I-Chen Tsai, Chih-Wei Hsu, Chun-Hung Chang, Ping-Tao Tseng, Ke-Vin Chang, Effectiveness of Coenzyme Q10 supplementation for reducing fatigue: A systematic review and meta-analysis of randomized controlled trials, Frontiers in Pharmacology, 2022 Aug 24; 13:883251.

뜻이지요.

L-카르니틴은 우리 몸의 지방 연소 셔틀 역할을 하는 물질입니다. 우리가 섭취한 지방산을 미토콘드리아 안으로 나르는 운반체로서, 일종의 점화플러그처럼 지방을 에너지로 변환하는 데 직접적인 도움을 줍니다. 특히 심장과 근육처럼 많은 에너지를 쓰는 조직에서 카르니틴은 원활한 연료 공급에 필수적입니다. L-카르니틴 수치가 떨어지면 지방 연소가 잘 안 되어 쉽게 피로해지고 근육 기능도 저하될 수 있습니다. 다행히 음식(붉은 고기 등)을 통해 섭취하거나 보충제 형태로도 공급할 수 있는데, 70세 이상 노인을 대상으로 한 이중맹검 연구에서 ACETYL-L-카르니틴을 3개월간 투여한 결과, 신체 피로와 정신 피로가 모두 유의하게 감소하고 일상 기능 및 인지 능력이 뚜렷이 향상됐다는 보고도 있습니다.[******]

이러한 CoQ10과 L-카르니틴은 자동차로 치면 엔진오일과 점화플러그 같은 존재입니다. 엔진오일과 점화플러그가 제 역할을 해야 연료가 불완전연소 없이 활활 타서 힘을 내듯이, 이들 영양소가 충분해야 우리가 섭취한 영양분이 효율적으로 에너지로 바뀌는 것입니다. 단, 기억할 점은 둘 다 약이 아닌 영

[******] Malaguarnera M, Gargante MP, Cristaldi E, et al. Acetyl L-carnitine (ALC) treatment in elderly patients with fatigue. Arch Gerontol Geriatr. 2008;46(2):181-190.

양 보충제라는 것입니다. 약처럼 즉각적인 효과가 나타나는 것이 아니므로, 조급한 마음보다는 최소 8주 이상 꾸준히 복용하며 생활습관을 함께 바꿔야 의미 있는 변화를 느낄 수 있습니다. 실제로 앞서 언급한 CoQ10 메타분석에서도 치료 기간이 길어질수록 피로 개선 효과가 커졌다고 하니, 인내심을 가지고 지속하는 것이 중요하겠지요.

"내 세포가 말 걸어오고 있다면, 이제 답장할 차례입니다."
―

병원에서 "모든 검사가 정상입니다"라는 말을 들었는데도 몸이 계속 피곤한 분들, 반대로 "심각한 문제가 있다네요"라는 진단을 받고 낙담했던 분들 모두에게 기능약학을 공부하는 약사로서 꼭 전하고 싶은 말이 있습니다. 우리 몸은 결코 단순한 숫자로 환원될 수 없다는 것입니다. 혈액검사나 영상검사 수치만으로는 알 수 없는 세포의 현실이 따로 있을 수 있고, 당신만이 느끼는 그 막연한 피로에 분명 진짜 원인이 존재할 수 있습니다.

"내가 의지박약해서가 아니라, 내 세포가 지금 도와달라고 손짓하고 있는 중일지도 모른다"는 인식이 필요한 이유가 여기 있습니다. 지금 이 순간부터 아주 작은 실천을 시작해보세요. 오늘 일찍 잠자리에 들기, 식후 30분 산책하기, 단 음식이나 가공식품 조금 줄여보기… 그리고 앞서 말한 CoQ10이나 L-카르니틴 같은 세포 비타민들도 상황에 따라 보충을 고려해보세요.

처음에는 미미해 보여도 이러한 변화들이 쌓이면 세포는 생각보다 빨리 회복의 신호를 보내오기 시작합니다. 축 처져 있던 몸과 마음이 어느 날 문득 기지개를 켜듯 활기를 되찾는 순간이 찾아올지도 모릅니다. 검사상 정상이라 해도, 또 때론 검사상 비정상이라 해도 너무 두려워하지 마세요. 당신의 몸이 계속 피곤하다면—그건 당신이 잘못된 게 아니라, 어쩌면 당신의 세포가 "살고 싶다"고 말하고 있는 것입니다. 그 작은 외침에 귀 기울이고 조금씩 응답해줄 때, 우리의 삶은 다시금 생기와 기운을 되찾게 될 것입니다. 당신의 세포는 지금 깨어날 준비를 하고 있습니다. 오늘도 그 믿음 하나로, 당신의 하루를 힘껏 응원합니다.

7-2
살이 안 빠진다고요?
대사 스위치를 켜야 할 때입니다

―

    약국을 하다 보면 체중 감량 때문에 고민하는 분들을 거의 매일 만납니다. 많은 분들이 병원에서 각성제나 이뇨제, 식욕억제제를 처방받거나, 인터넷 광고를 보고 각종 건강기능식품을 한꺼번에 복용해보곤 합니다. 그럼에도 불구하고 "도무지 살이 빠지지 않는다"며 마지막 희망으로 약국 문을 두드리는 분들도 계시죠. "정말 방법이 없나요?" 하고 묻는 그 간절한 눈빛에는 지푸라기라도 잡고 싶은 절박함이 담겨 있습니다. 왜 살이 빠지지 않을까요?

    저는 그 이유를 "대사 스위치가 꺼져 있기 때문"이라고 설명합니다. 스트레스가 많고 수면이 부족하며 잘못된 식습관이 지속되면, 우리 몸 특히 지방 대사 스위치가 꺼져버립니다. 이 상태에서는 아무리 먹는 양을 줄이고 운동을 열심히 해도 체중은 좀처럼 줄지 않습니다. 잠깐 줄었다가도 금세 원래대로 돌아오고, 심하면 더 늘어나는 악순환이 반복됩니다.

결국 몸은 에너지를 쓰지 않고 아끼려는 '절전 모드'에 들어간 것이죠. 대사 스위치가 꺼진 상태에서는 지방 합성은 계속 활발한데 정작 지방을 태우는 기능은 잠들어 있습니다. 몸은 연료를 태우지 못하고 말랑말랑한 지방만 축적해 나갑니다. 림프 순환도 잘 안 되어 몸이 잘 붓고, 주요 장기의 기능도 점차 떨어집니다.

특히 간과 췌장 같은 곳에 지방이 들러붙으면 만성 피로와 무기력감이 찾아오고 삶의 의욕마저 떨어집니다. 장(腸) 기능이 나빠지면서 몸속 독소가 담즙을 통해 배출되지 못하고 다시 흡수되어 혈액을 떠돌게 되고, 결국 지방간과 만성 염증까지 이어집니다.

전신에 걸친 이러한 악순환이 쌓이면 바로 "다이어트가 안 되는 몸", 즉 세포의 대사 스위치가 심각하게 꺼진 상태가 되는 것입니다. 하지만 다행히도, 이 악순환을 되돌릴 수 있는 스위치가 존재합니다. 바로 우리 몸속 에너지 대사의 두 스위치, AMPK와 mTOR입니다. 이 두 스위치를 다시 켤 수만 있다면,

몸은 다시 지방을 태우고 회복 능력을 되찾으면서 건강하게 체중을 줄일 수 있습니다. 이제 각각의 스위치에 대해 알아보고, 어떻게 켤 수 있는지 살펴보겠습니다.

AMPK: 에너지가 부족할 때 켜지는 지방 연소 스위치

AMPK는 세포의 연료 상태를 감지하는 일종의 센서입니다. 우리 몸이 "지금 에너지가 부족하다!"고 느낄 때 켜지며, 불필요한 합성을 멈추고 저장된 에너지를 태우도록 신호를 보내는 절약 모드 스위치죠. 쉽게 말해, 연료 계량기가 E를 향해 내려갈 때 작동하여 남은 연료(지방)를 쓰기 시작하게 만드는 장치라고 볼 수 있습니다.

• **공복 상태에서 활성화**: AMPK는 배가 고픈 공복 상태에서 특히 잘 활성화됩니다. 저녁 식사를 평소보다 일찍 마치고 다음 날 아침까지 약 14시간 이상 공복을 유지해 보세요. 밤사이 에너지가 부족해지면 AMPK 스위치가 켜지기 시작합니다.

• **운동으로 스위치 온**: 운동을 할 때도 AMPK가 작동합니다. 일주일에 세 번 정도, 20분 이상 숨이 찰 정도로 유산소 운

동이나 인터벌 운동을 해보세요. 운동으로 에너지가 고갈되면 "비상 연료를 쓰자!"는 신호와 함께 이 스위치가 켜집니다.

• **스트레스 관리**: 스트레스를 줄여주는 것도 매우 중요합니다. 스트레스 호르몬인 코르티솔 수치가 높으면 몸은 계속 지방을 비축하라는 신호를 보내 AMPK의 작동을 방해합니다. 충분한 휴식과 명상 등으로 긴장을 풀어 코르티솔을 낮춰주면 AMPK가 더욱 원활히 일할 수 있습니다.

AMPK 스위치가 켜지면 몸은 더 이상 지방을 쌓아두지 않고, 오히려 이미 있던 지방을 활활 태워 에너지로 전환하려 듭니다. 예를 들어 아침에 공복으로 가볍게 산책을 해보세요. 처음에는 몸이 찌뿌둥하고 힘들 수 있지만, 어느 순간 갑자기 몸이 한결 가벼워지는 느낌이 들 때가 있을 것입니다. 바로 그 순간이 AMPK가 활성화되었다는 신호입니다! 이렇게 몸의 지방 연소 스위치를 켜두면, 같은 운동이나 식사 조절을 해도 훨씬 쉽게 체중이 감소하기 시작합니다.

mTOR: 성장 모드와 회복 모드를 조절하는 스위치

mTOR는 한마디로 **"지금은 성장할 때인가, 아니면 회복할 때인가?"**를 결정짓는 스위치입니다. 세포가 분열하고 자라나게 할지, 잠시 성장을 멈추고 내부 수리를 할지 방향을 잡아주는 역할을 하죠.

영양소가 풍부하게 공급되고 특히 단백질이 충분히 들어오면 mTOR가 ON 되어 몸을 성장 모드로 이끕니다. 새로운 세포를 만들고 근육을 키우는 등 건설 작업이 활발해지는 것입니다.

그러나 중년 이후에는 무작정 성장만 추구하기보다, 손상된 세포를 정비하고 회복하는 일이 더욱 중요해집니다. mTOR 스위치가 계속 켜져 있기만 하면 세포를 복구하고 노폐물을 청소할 틈이 없어지고, 결국 몸은 노화와 염증의 길로 향하게 됩니다. 따라서 건강을 위해서는 때때로 mTOR 스위치를 일부러 OFF 시켜 회복 모드로 전환해 줄 필요가 있습니다. 방법은 어렵지 않습니다. 우리 생활습관 속에서 가끔 mTOR를 꺼주는 순간을 만들면 되는데, 예를 들면 다음과 같습니다.

- **간헐적 단식**: 하루 16시간 공복을 유지하는 등 간헐적 단

식은 일시적으로 mTOR를 끄고 세포의 회복 모드를 유도합니다.

• 단백질 제한일: 일주일에 한 번쯤은 '단백질 제한일'로 정해보세요. 그날만큼은 고기나 생선, 달걀 등 단백질 식품을 줄이고 채소 위주의 식단을 섭취하면, 과도하게 켜져 있던 성장 신호를 잠시 내려놓을 수 있습니다.

• 항산화 음식 섭취: 채소와 과일, 견과류처럼 항산화 물질이 풍부한 식품을 충분히 먹으면 세포 손상을 줄이고 회복을 도와줍니다. 항산화 영양소는 체내 염증을 줄여 mTOR가 항상 켜져 있는 상태를 완화하는 데 기여합니다.

• 운동 후 충분한 휴식: 운동을 통해 성장 자극을 준 뒤에는 스트레칭이나 충분한 휴식으로 몸을 달래주세요. 무리한 운동을 연달아 하기보다는 휴식일을 가져야 mTOR가 잠시 꺼지고, 그동안 손상된 조직을 회복할 시간이 생깁니다.

이처럼 주기적으로 mTOR 스위치를 꺼두면 우리 몸은 청소부 모드로 전환되어 손상된 세포를 복구하고 노폐물을 제거할 기회를 갖게 됩니다. 적절히 성장 모드를 쉬어가는 덕분에, 오히려 더 건강하고 젊게 몸을 유지할 수 있게 되는 것이죠.

'내 몸 속 스위치'를 다시 켜자

살이 잘 빠지지 않는다고 해서 그것이 게으름이나 의지 부족 때문은 아닙니다. 때로는 너무 열심히 다이어트를 한 나머지 우리 세포들이 만성적인 스트레스 상태에 빠졌을 수 있습니다. 이럴 땐 몸 속 스위치가 꺼진 채, 우리가 보내는 "살 좀 빠져라!" 하는 신호를 둔감하게 받아들이고 있었던 것인지도 모릅니다.

이제는 다이어트를 위해 "내가 덜 먹고 더 운동하고 있나?"만 점검할 것이 아니라, "내 대사 스위치를 제대로 켜고 있나?" 하고 자문해 보세요. 방향을 조금만 바꾸면 다이어트의 답이 보입니다. AMPK 스위치를 켜주면 "에너지가 부족하니 지방을 태우자!"라는 신호를 몸에 보내고, mTOR 스위치를 꺼주면 "지금은 세포를 정비하고 회복하자"라는 시간을 벌어줍니다.

우리는 지금까지 성장 중심으로만 달려왔다면, 이제는 균형과 회복 중심의 삶으로 전환해야 할 시점에 와 있습니다. 체중 감량도 이 흐름에 맞춰 접근해야 더욱 효과적이고 지속 가능합니다. 그리고 무엇보다도 기억하십시오. 당신의 대사 스위치는 아직 살아 있습니다. 우리의 세포는 아주 작은 신호 하나에도 놀랍도록 깨어납니다. 오늘 아침 10분의 공복 운동, 그 작은 실천이 바로 변화의 시작이 될 수 있습니다. 당신은 분명 변화할 수 있습니다. 그리고 당신의 몸은 그 노력에 반드시 반응해 줄 것입니다. 자신 있게, 천천히 그러나 꾸준하게 당신만의 '몸속 스위치 켜기'를 실천해 보세요. 건강한 삶과 원하는 몸매가 분명 뒤따라올 것입니다.

7-3
세포 회복 스위치를 켜라
SIRT1과 에너지 리셋의 비밀

—

"도대체 내 에너지는 다 어디로 새는 걸까?"

30대 직장인 Y씨는 매일 밤 일찍 잠자리에 들어도 아침이면 몸이 천근만근이었고, 주말에도 피로가 풀리지 않았습니다. 비타민제를 챙겨 먹고 카페인 음료에 의지해봐도 효과는 잠깐뿐, 금세 지쳐버리기 일쑤였습니다. 만성 피로에 시달리던 Y씨는 '혹시 내가 벌써 나이가 들어버린 걸까?' 하는 두려움마저 들었습니다.

저는 Y씨에게 중요한 조언을 건넸습니다. 피로는 단순히 에너지가 부족해서 오는 것이 아니라, 몸 어딘가에서 에너지가 새고 있기 때문일 수 있다는 겁니다. 그리고 그 원인 중 하나로 만성 염증을 지목했습니다. 보이지 않는 염증이 지속적으로 세포에 부담을 주어 마치 바닥 난 연료탱크처럼 에너지를 계속 소모시킨다고 설명했습니다.

생각해보면 Y씨는 스트레스를 많이 받았고, 불규칙한 식습관과 소화 불량, 잦은 두통에 시달렸습니다. 저는 이러한 증상들이 모두 만성 염증의 신호일 수 있다고 알려주었습니다.

에너지가 새는 구멍, 만성 염증

만성 염증은 통증이나 열처럼 뚜렷한 증상이 없어 알아차리기 쉽지 않습니다. 그러나 몸 속에서는 미세한 '전쟁'이 벌어지고 있습니다. 면역 시스템이 지속적으로 작동해 염증을 일으키는 사이토카인 같은 물질을 분비하고, 이것이 세포들에게 "에너지를 더 써라!"라고 명령을 내리는 것이죠.

그 결과 몸은 가만히 쉬고 있어도 속에서는 에너지가 새어 나가게 됩니다. 예를 들어, 감기에 걸리면 아무것도 하기 싫어집니다. 그렇게 몸이 축 처지고 피곤해지는 피로 상태를 떠올려보세요. 이렇게 낮은 강도의 염증이 장기간 이어지면 세포의 에너지 가용량이 떨어지고, 결국 만성 피로로 이어질 수 있습니다. 따라서 만성 피로의 근본적인 해결책은 에너지가 새어나가는 원천인 만성 염증을 잠재우는 것에 있습니다.

SIRT1 - 지친 세포를 깨우는 유전자

저는 약사로서 Y씨에게 생소한 유전자인 SIRT1(시르투인 1)에 대해 설명했습니다.

"우리 몸에는 세포를 젊고 건강하게 유지시켜주는 리셋 버튼 같은 유전자가 있어요. 그중 하나가 바로 SIRT1이죠."

SIRT1은 세포의 에너지 대사, 생체 시계(일주기 리듬), 염증 조절, 노화 지연 등 다양한 역할을 하는 중요한 유전자입니다.

이 유전자가 활발히 작동하려면 'NAD+'라는 연료가 필요한데, NAD+는 나이가 들수록 줄어드는 물질로 세포의 에너지 생산과 회복에 필수적인 요소죠. SIRT1의 중요한 기능 중 하나는 염증을 잠재우는 것입니다. SIRT1은 염증 유전자를 켜는 스위치 역할을 하는 NF-κB 단백질을 꺼버려 불필요한 염증 반응을 진화시킵니다. 마치 세포 속 소방관처럼, 보이지 않는 염증의 불씨를 찾아 꺼버리는 셈입니다.

또한 SIRT1은 세포 내 DNA 손상 복구에도 관여합니다. 우리가 살아가는 동안 누적되는 유전적 오류를 수선함으로써 세포가 더 오래 건강함을 유지하도록 돕죠. 이런 이유로 SIRT1은 최근 항노화 유전자로 주목받고 있습니다. 실제로 칼로리 제한으로 SIRT1이 활성화된 동물에서 수명이 연장되는 현상도 관찰되었습니다.

세포의 리셋 버튼, 어떻게 누를까?

그리고 저는 이 말을 덧붙였습니다.

"SIRT1은 약만큼이나 생활 습관에도 민감하게 반응해요."

다행히 우리가 매일 무엇을 먹고, 얼마나 자고, 얼마나 움직이는지가 SIRT1 스위치를 켤 수 있는 열쇠입니다.

• **식사와 단식**: 과식과 고탄수화물 위주의 식단은 NAD+를 고갈시키고 염증을 악화시키기 쉽습니다. 반대로 적당한 칼로리 섭취, 채소 위주의 균형 잡힌 식사, 그리고 간헐적 단식(일정 시간 공복을 유지하는 식사법)은 SIRT1 활성에 도움이 됩

니다.

- **숙면과 생체 리듬 유지**: 밤 11시부터 새벽 2시는 세포 회복이 가장 활발한 시간대입니다. 이때 숙면을 취하려면 늦어도 11시 이전에는 잠자리에 드는 것이 좋습니다. 규칙적인 수면 습관을 유지하면 SIRT1의 원활한 기능을 도와줍니다.

- **꾸준한 유산소 운동**: 규칙적인 중등도 강도의 유산소 운동은 우리 몸 여러 조직에서 SIRT1 단백질 양을 증가시켜 줍니다. 일주일에 3~5회, 한 번에 30분 이상 땀이 살짝 배어날 정도로 꾸준히 몸을 움직여보세요.

- **스트레스 완화**: 만성적인 스트레스는 염증을 악화시켜 SIRT1 기능을 떨어뜨리므로, 명상이나 산책, 취미 등을 통해 스트레스를 풀어 마음의 안정을 찾는 것이 좋습니다.

SIRT1을 도와주는 영양소들

저는 생활습관 개선과 더불어 SIRT1의 활성을 도와줄 수 있는 NMN과 영양소도 알려드렸습니다.

- **NMN**: NAD+로 전환되는 전구체로, 세포의 에너지 생산을 활성화해주는 물질입니다.

- **레스베라트롤**: 적포도 껍질에 풍부한 폴리페놀로, SIRT1을 자극해 염증을 줄이고 노화 속도를 늦춰주는 성분입니다.

- **퀘르세틴**: 양파, 사과 등 과일과 채소에 함유된 플라보노이드 항산화제로, NAD+ 소모를 억제함으로써 SIRT1의 활성을 간접적으로 돕는 성분입니다.

이러한 영양소들은 균형 잡힌 식단만으로도 어느 정도 얻을 수 있습니다. 부족하다고 느껴지면 보조제로 보충하는 것도 고려해볼 만합니다.

오늘도 늦지 않았다 - 세포가 회복을 기다린다

저는 마지막으로 Y씨에게 말했습니다.

"피로와 노화는 운명이 아니라, 회복 가능하다는 몸의 신호예요."

이는 피로와 노화가 그저 어쩔 수 없는 현상이 아니라, 우리 몸이 보내는 회복 요청 사인임을 의미합니다. 하버드 의대 데이비드 싱클레어 박사는 저서 『노화의 종말』에서 "노화는 질병이며, 치료할 수 있다"고 말하며, 그 치료의 열쇠로 SIRT1 같은 회복 유전자의 역할을 강조합니다.

지금 몸과 마음이 지쳐 있어도, 오늘부터 식사, 수면, 운동, 휴식 등 작은 변화들을 실천해보세요. 우리의 세포는 아직도 회복할 수 있는 충분한 능력을 지니고 있으며, 그 회복 스위치는 바로 우리 손에 달려 있습니다. 피로에 지친 당신, 오늘 이렇게 다짐해보세요. "나는 내 세포의 회복을 돕는 편에 서겠다." 지금이야말로 다시 활력을 되찾을 시간입니다. 늦지 않았으니, 충분히 해낼 수 있습니다.

PART 8

습관 ❼
구조가 무너지면 기능도 무너진다
P: Physical Structure

8-1
몸이 보내는 구조 신호
생리통, 통증 너머의 진짜 원인

―

어느 늦은 오후, 약국에서 만난 이야기

―

늦은 오후, 한 여성 고객이 약국 문을 열고 들어왔습니다. 얼굴빛은 창백했고 이마에는 미세한 땀방울이 맺혀 있었습니다. 그녀는 힘없는 목소리로 말했습니다.

"약사님, 생리통이 너무 심해서요. 진통제 좀 주세요…"

그 목소리에는 피곤함과 절박함이 묻어났습니다.
제가 몇 가지 상태를 여쭤보니 그녀는 이렇게 하소연했습니다.

"요즘은 붓기가 심하고, 생리 기간엔 배가 더 팽창해져요.
진통제를 안 먹으면 도저히 못 견디겠어요."

이럴 때 보통은 "진통제를 드릴 테니 집에 가서 푹 쉬세요" 정도로 대화를 마무리하기 쉽습니다.

그러나 저는 그녀의 말에서 단순한 통증 이상의 신호를 감지했습니다. 매달 반복되는 심한 통증과 부종은 결코 가볍게 넘길 증상이 아니기 때문입니다. 저는 진통제를 준비하면서 속으로 생각했습니다.

'자궁만의 문제가 아닐지도 몰라. 몸 어딘가 구조적으로 이상이 있다는 신호일 거야.'

자궁이 아픈 걸까? 골반이 보내는 구조 신호

생리통은 흔히 자궁 근육이 수축하면서 생기는 통증으로 알려져 있습니다. 그러나 "구조가 바로 서야 기능이 제대로 작동한다"는 말처럼 바라보면 문제는 단지 자궁에만 있지 않을 수 있습니다. 어쩌면 골반과 하복부 전체의 균형이 무너져 기능에 문제가 생긴 것일지도 모릅니다. 실제로 그녀의 몸이 보내는 구조 신호를 하나씩 짚어보았습니다.

· **골반 비틀림**: 골반 뼈의 정렬이 틀어지면 자궁이 주변에서 압박을 받아 혈류가 잘 통하지 못하고, 그로 인해 통증이 더욱 심해질 수 있습니다.

· **부종과 울혈**: "배가 붓는다"는 표현은 림프나 정맥의 순환이 막혀 어혈이 쌓였다는 신호일 수 있습니다. 이렇게 막힌 혈류와 부종은 자궁 주변 조직을 더욱 괴롭혀 통증을 가중시키죠.

한의학에서는 이런 경우 "부종과 어혈이 생리통을 악화시킨다"고 설명하며 계지복령환이라는 한방 약제를 권하기도 합니다. 이 약은 골반 주변의 혈액 순환을 도와 막힌 어혈을 풀어주고, 경직된 자궁 근육을 이완시키는 데 도움을 줍니다. 실제로 약국에서도 생리통을 호소하면서 아랫배가 단단하게 뭉쳐 있는 분들께 이 계지복령환을 자주 추천하곤 합니다. 그만큼 골반 주위 순환을 개선하는 **일이 통증 완화의 열쇠가 된다는 뜻이겠지요.

식물 속 항산화물질로 막힌 흐름 풀기

통증과 부종을 줄이는 또 하나의 방법은 OPC를 꾸준히 섭취하는 것입니다. OPC^{Oligomeric Proanthocyanidins}는 소나무 껍질이나 포도씨에서 추출되는 강력한 항산화 물질로, 염증을 줄이고 혈관 벽을 보호하며 림프 순환을 도와주는 식물 영양소입니다.

실제로 OPC를 지속적으로 복용하신 분들 중에는 "다리가 전보다 덜 붓고, 생리통도 한결 가벼워졌다"는 분들이 많습니다. 마치 막혀 있던 물길을 뚫어 주듯, 몸 속에 고여 있던 어혈과 울혈을 정리해주는 효과가 있다고 볼 수 있습니다. 꾸준한 항산화제 섭취가 혈류 개선에 도움을 주어 생리 기간의 불편을 덜어주는 셈입니다.

자세와 골반 정렬 – 구조에서 찾은 해답

그녀와 조금 더 이야기를 나누어 보았습니다. 평소 피로를 자주 느끼고 어깨 결림이 심하며, 오랫동안 앉아 있으면 허리가 뻐근해진다고 했습니다. 이러한 증상들은 골반이나 척추(특히 요추)의 정렬 이상을 나타내는 신호일 수 있습니다. 골반이 틀어져 있고 몸의 순환이 제대로 이루어지지 않으면 하복부에 울혈이 생기고 염증성 물질이 쌓이게 됩니다. 그 결과 생리통이 점점 심해지는 악순환에 빠질 수 있습니다. 제가 그날 그녀에게 진통제를 건네드리면서, 통증의 근원을 완화하기 위한 몇 가지 생활 속 실천 팁도 함께 알려드렸습니다.

생리통, 이렇게 접근해보세요

• **바른 자세로 골반 정렬**: 평소 자세를 바로잡아 골반의 정렬을 유지하세요. 하루 5분 정도는 벽에 기대어 뒷꿈치·엉덩이·등·머리를 벽에 모두 붙이고 서 보는 연습을 합니다. 의자에 앉을 때에도 허리를 세우고 복부에 힘을 준 상태에서 좌골로 바닥을 지그시 누르듯 앉는 습관을 들이세요.

• **복식 호흡 & 스트레칭**: 호흡만 바르게 해도 골반 주변 근육의 긴장을 풀 수 있습니다. 아랫배를 풍선처럼 부풀리며 깊게 숨을 들이쉬고 내쉬는 복식호흡을 하루에 10회씩 해보세요. 또한 고양이·소 자세나 가벼운 스쿼트 동작 등으로 골반과 척추를 스트레칭해 주면 훨씬 개운해집니다.

• **계지복령환 복용 & OPC 섭취**: 아랫배가 딱딱하게 뭉치

고 생리통이 심하다면 앞서 언급한 계지복령환 복용을 고려해 보세요. 또 다리 부종이 심하고 하복부에 울혈이 느껴진다면 OPC 성분 제품을 꾸준히 섭취하는 것도 도움이 됩니다. 천연 성분으로 혈액 순환을 개선해 통증 완화에 기여할 수 있습니다.

• **짧은 걷기부터 시작**: 가벼운 운동은 혈류 개선에 필수입니다. 하루 10분이라도 천천히 걸으면 골반 내부 순환이 달라집니다. 만약 과체중이라면 체중을 조금 줄이는 것만으로도 골반에 가해지는 압박을 줄여 통증 완화에 큰 도움이 됩니다. 작은 습관 변화로 몸의 구조에 공간을 만들어 주세요.

구조가 바로 서야 기능이 살아납니다. 흔히들 "양약은 증상 치료, 한약은 원인 치료"라는 말을 합니다. 그러나 저는 한 걸음 더 나아가 이렇게 말하고 싶습니다.

"구조를 바로잡는 것이 진짜 원인을 해결하는 일이다."

아무리 효과 좋은 한약도, 아무리 잘 만든 진통제도 몸의 구조적인 문제를 함께 해결해 주지 않으면 완전한 치유로 이어지기 어렵습니다. 생리통 역시 단순히 자궁만의 문제가 아니라 자궁을 둘러싼 골반·근육·혈관의 구조와 그 흐름까지 함께 살펴봐야 합니다. 다시 말해, 겉으로 드러나는 통증만 다스릴 게 아니라 그 통증을 불러오는 밑바탕의 구조적 불균형을 바로잡아야 한다는 것입니다.

다음 달에는 약 없이 더 가벼운 몸으로

그녀는 진통제를 받아들고서 조용히 말했습니다.

"이번 달도 결국 약을 먹어야겠네요…. 그래도 알려주신 거 집에서 꼭 해볼게요. 조금이라도 덜 아프면 좋겠어요."

저는 그녀를 배웅하며 속으로 조용히 응원했습니다.

'그래요, 이번이 시작입니다. 비록 지금은 약을 먹지만, 알려드린 대로 몸의 구조를 바르게 하면 분명 다음엔 달라질 거예요.'

그리고 한 달 뒤, 그녀는 다시 약국을 찾아왔습니다. 이번에는 얼굴에 작은 미소가 떠올라 있었죠. 그녀가 밝은 목소리로 말했습니다.

"약사님, 제가 요즘 알려주신 대로 스트레칭하고 복식호흡을 꾸준히 했더니 지난달보다 생리통이 덜하더라고요!"

그 말을 들은 저는 정말 기뻤습니다.

속으로 조용히 그녀를 향해 응원의 메시지를 다시 한번 보냈습니다. '이제 시작이야. 구조가 바뀌면 몸은 정말 달라질 수 있어.' 그제야 그녀도 스스로 몸의 변화를 느끼고, 통증을 스스로 다스릴 수 있다는 작은 자신감이 생긴 듯했습니다. 저 역시 기능약학으로 도움을 드릴 수 있어 뿌듯함과 함께 큰 보람을 느낀 순간이었습니다.

몸의 구조를 돌보는 용기

매달 겪는 통증과 피로, 붓기 등은 겉으로 보면 몸 기능상의 문제처럼 느껴집니다. 하지만 그 이면에는 더 근본적인 구조의 왜곡이 숨어 있을 수 있습니다. 지금 당신의 골반은 어떠신가요? 자세는 바르게 잡혀 있고, 호흡과 순환은 원활하게 이루어지고 있나요? 스스로 묻기 전까지는 우리 몸의 구조가 무너져 있다는 사실조차 알아차리지 못하는 경우가 많습니다.

기능은 결과이고, 구조가 원인입니다. 구조가 건강해지면 적은 노력으로도 큰 변화를 얻을 수 있습니다. 이제 진통제 하나에만 의존하는 삶에서 벗어나, 작은 매트 위에 서서 내 몸을 다시 한 번 곧게 정렬해보세요. 그것이 진정한 건강을 되찾는 첫걸음이 되어줄 것입니다. 하루에 단 5분만이라도 내 몸의 구조를 돌보는 시간을 가져보세요. 그 작은 습관이 결국 당신을 통증 없는 내일로 천천히 이끌어 줄 것입니다.

8-2
혈관이 건강해야 삶도 흐른다
Ⅲ 한 방울의 기적을 만든 구조 이야기
—

만성 피로, 혹시 순환 문제일까?

"요즘 왜 이렇게 피곤하지…"

주변에서 자주 듣는 말입니다. 그런데 막상 병원에 가보면 "이상 없다"는 이야기를 듣기 일쑤지요. T씨도 그랬습니다. 어깨가 늘 무겁고 얼굴과 발목이 자주 부으며, 밤에 푹 자도 피로가 풀리지 않았습니다.

검진을 받아보니 큰 이상 소견은 없었지만 혈압은 높고 콜레스테롤은 경계 수준, 공복 혈당도 슬금슬금 오르고 있었습니다. 저는 T씨의 이야기를 듣자마자, 단순한 피로나 근육통이 아니라 몸 속 구조의 문제일 수 있다고 직감했습니다. 겉으론 멀쩡해 보여도 몸 안 혈액과 혈관의 구조에 이상이 생기면 우리 몸 기능이 서서히 무너질 수 있기 때문입니다.

예를 들어 혈액이 끈적해지거나 혈관 내벽이 손상되면 모세혈관에서 순환 장애가 생겨 통증, 부종, 피로가 나타날 수 있습니다. 실제로 적혈구가 모세혈관을 잘 통과하려면 표면이 매끄럽고 탄력이 있어야 합니다. 당뇨병이나 염증, 노화 등으로 적혈구가 딱딱해지면 미세혈류를 방해하여 조직에 산소와 영양 공급이 줄어들고, 결국 만성적인 피로나 통증의 원인이 될 수 있습니다. 겉으로 큰 병이 없어 보여도, T씨의 몸 속에서는 서서히 구조가 무너지고 있었던 겁니다.

구조가 무너지면 기능도 무너진다

T씨에게 저는 "구조가 무너지면 기능도 무너진다"는 말을 건네며, 우선 혈액과 혈관의 구조를 회복시켜 흐름을 바로잡아보자고 제안했습니다. 그리고 그의 혈류 개선을 위해 다음과 같은 영양 보충제들을 권했습니다.

- **나토키나제**: 혈전을 녹여주는 발효 효소로, 막힌 하수구를 뚫는 청소부 역할을 합니다.
- **폴리코사놀**: 콜레스테롤 수치를 개선해 혈관 벽에 기름때가 끼는 것을 막아줍니다.
- **피크노제놀**: 프랑스 해안송 껍질에서 추출한 강력한 항산화 성분으로, 모세혈관의 탄력을 높이고 산소 공급을 개선해줍니다.
- **병풀(센텔라 아시아티카)**: 모세혈관 구조를 강화하여 모세혈관 투과성을 안정시키고, 그 결과 부종과 통증을 줄여줍니다.
- **은행잎 추출물**: 말초혈관을 확장시켜 혈액이 지나가는 막힌 길을 뚫어주는 역할을 합니다. 손발 저림이나 말초 순환 장애에 전통적으로 쓰이죠.
- **홍국(붉은 누룩 쌀)**: '천연 스타틴'이라 불리며, 혈중 지질을 조절해 혈관 벽을 보호해줍니다.
- **실리마린**: 엉겅퀴에서 추출한 성분으로, 간 해독을 돕고 전신의 염증 수치를 낮춰주는 몸속 청소기입니다.

이러한 성분들을 통한 구조 개선이 놀라운 변화를 만들었습니다. 몇 주 후 A씨는 환한 얼굴로 다시 약국을 찾았습니다. "어깨가 훨씬 가볍고, 아침에 개운하게 일어납니다!"라며 달라진 상태를 전했습니다. 그의 혈압과 콜레스테롤 수치도 안정세를 보이기 시작했습니다. 약 몇 가지만 바꿨을 뿐인데 말이지요. 이 변화의 핵심은 다름 아닌 '구조'에 있었던 것입니다. 구조가 살아나자 혈액의 흐름이 좋아졌고, 흐름이 좋아지니 몸의 기능이 되살아난 것이죠.

미세한 혈관, 거대한 의미

혈관은 그저 피가 흐르는 관이 아닙니다. 특히 머리카락보다 가는 모세혈관은 산소와 영양소를 세포에 전달하는 최전선입니다. 건강한 적혈구는 스펀지처럼 유연해서 이 좁은 통로를 몸을 구부려서라도 통과합니다.

그러나 당뇨병, 만성 염증, 노화 등의 이유로 적혈구가 딱딱해지면 어떻게 될까요? 그 순간부터 모세혈관에서 산소 공급이 원활하지 못하게 되고, 조직은 서서히 산소 부족의 고통을 느끼기 시작합니다. 병원 검사에서는 큰 이상이 없어 보여도, 미세혈관 단위에서는 이미 기능 저하가 시작된 것입니다. 실제 당뇨 환자의 적혈구를 전자현미경으로 살펴본 연구에서도, 딱딱해진 적혈구로 인해 미세순환 장애와 조직 산소 부족이 유발된다고 보고된 바 있습니다.[*]

---

[*] Aradhya Giri, Sandhya Tamgadge, Red blood cells in health and disease, Journal of Microscopy and Ultrastructure, Published online May 7, 2024.

결국 우리 몸은 가장 미세한 곳에서부터 무너져 내릴 수 있다는 얘기입니다. 앞서 T씨에게 효과를 보였던 피크노제놀, 병풀, 은행잎 추출물은 모두 이러한 미세한 흐름을 살려주는 대표적인 성분들입니다. 이들은 혈관 내피세포를 보호하고 혈관벽의 탄력을 높여, 모세혈관 구조를 튼튼히 지탱해 줍니다. 다시 말해 작은 모세혈관 하나하나까지 건강하게 해주니, 온몸의 순환이 살아나고 세포 하나까지 숨통이 트이는 셈입니다.

눈이 맑아지자 삶이 달라졌다

비슷한 사례가 또 있습니다. 수십 년간 만성 결막염과 녹내장으로 고생하던 60대 N씨는 늘 눈이 가렵고 빨갛게 충혈되어 힘들어했습니다. 안약도 쓰고 안과 치료도 받았지만 좀처럼 호전되지 않아 지친 상태였지요.

저는 N씨께 "눈만의 문제가 아니라, 몸 전체의 흐름과 해독을 함께 살펴보자"고 제안드렸습니다. 간과 눈은 해부학적으로도, 기능적으로도 연결이 깊기 때문입니다. 간은 우리 몸의 해독 공장입니다. 간 해독 기능이 떨어지면 눈 주변의 염증성 노폐물이 제대로 빠져나가지 못하고 면역 균형도 무너지기 쉽습니다.

N씨께 권해드린 보충제와 관리법은 다음과 같았습니다.

- **실리마린**: 간 해독을 도와 눈 주변에 쌓인 노폐물 배출을 촉진합니다. 항염 효과로 전신 염증 수준을 낮춰 눈의 붉음증을 가라앉히는 데 도움을 줍니다.
- **비타민 B 콤플렉스**: 간 대사를 돕고 눈 건강에도 중요한 비타민들입니다. 피로 회복과 면역 개선에 필수적이지요.
- **은행잎 추출물**: 눈으로 가는 미세혈류를 개선하고 항산화 작용으로 눈 조직을 보호합니다.
- **나노 콜라겐**: 눈을 포함한 신체 조직의 재생을 돕는 초저분자 콜라겐으로, 눈의 상처 치유와 조직 강화에 기여합니다.

추가로 눈 주위 림프 마사지와 온찜질도 병행하도록 권했습니다. 따뜻한 찜질은 눈 주변 혈류를 늘리고, 가벼운 림프 마사지는 막혀있을지 모를 림프 흐름을 열어주어 염증성 노폐물 배출을 도와줍니다.

두 달 후, N씨는 환한 미소와 함께 약국을 다시 찾았습니다. 그리고 놀랍게도 "평생 달고 살던 결막염이 깨끗이 나았다는 말을 안과에서 처음 들었다"고 전해왔습니다. 수십 년 간의 고생이 흐름을 바로잡자 거짓말처럼 사라진 것입니다. 역시 구조와 흐름을 회복하니 기능이 되살아난 사례였습니다.

혈액·혈관·림프: 건강의 숨은 주역들

우리는 건강을 이야기할 때 흔히 심장이나 폐 같은 장기만 떠올리기 쉽습니다. 하지만 그 뒤에서 일하는 주역들이 있습니다. 바로 혈액과 혈관, 그리고 림프입니다. 특히 림프를 잊어선 안 됩니다. 림프는 혈액이 걸러내지 못한 노폐물을 수거하는 우리 몸의 하수도 시스템입니다. 림프 흐름이 막히면 노폐물과 염증 물질이 조직에 쌓여 통증과 부종을 유발합니다.

T씨와 N씨 모두 혈액·혈관의 개선과 더불어 림프 흐름까지 원활해졌기에 통증과 붓기가 해소되고 건강을 회복할 수 있었던 것입니다. 이처럼 생명은 결국 흐름에 달려 있습니다. 피가 돌고, 숨이 통하고, 영양이 구석구석 전달될 때 비로소 우리 몸은 제 기능을 합니다. 그런데 이 흐름은 결코 저절로 주어지는 것이 아닙니다. 적혈구 하나의 탄력성, 혈관 내피세포 한 겹의 건강, 림프관의 탄성… 이 모든 미세한 구조물들이 제대로 유지될 때 우리는 건강한 생명을 누릴 수 있습니다.

당신의 피로, 혹시 '흐름' 때문은 아닐까요?

혹시 특별한 병명이 없는데도 만성 통증이나 피로, 잦은 염증으로 고생하고 계신가요? 그렇다면 한 번쯤 몸의 '구조'와 흐름을 의심해보시기 바랍니다. 혈액, 혈관, 림프 하나하나가 제 역할을 할 수 있도록 세심하게 돌보는 작은 노력이 때로는 삶 전체를 바꿔놓을 수 있습니다. 피 한 방울, 혈관 한 줄기의 건강이 다시금 삶의 에너지를 흐르게 합니다. 우리의 몸은 지금 이 순간에도 쉬지 않고 흐르고 있습니다. 오늘부터 그 소중한 구조들을 살펴주고 가꿔주세요. 작은 실천이 쌓이면 언젠가 반드시 활력 넘치는 하루하루가 활짝 피어날 것입니다.

8-3
기억을 되살리는 세포막의 힘
중년 뇌의 구조를 복구하라

—

"요즘 너무 깜빡깜빡해요. 방금 들은 말도 잊어버리고, 자꾸 멍해져요."

55세 M씨는 최근 들어 기억력이 눈에 띄게 떨어지면서 심각한 불안에 시달리고 있었습니다. 아침마다 차 열쇠를 찾느라 허둥대는 건 기본이고, 회의 중에도 방금 논의한 내용을 금세 잊어버려 당황하는 일이 잦아졌습니다. 처음에는 스트레스와 피로 탓이라고 여기며 대수롭지 않게 넘기려 했지만, '혹시 치매 초기 증상은 아닐까?' 하는 걱정에 밤잠까지 설치게 되었습니다. 기분도 점점 가라앉았습니다. 예전에는 즐겁게 하던 일들도 시큰둥하게 느껴졌고, 사람들과 대화하다가도 문득 멍해지기 일쑤였습니다.

결국 M씨는 용기를 내어 서울드림약국을 찾았습니다. 저는 기능약학을 추구하는 약사로서 그의 이야기를 차분히 끝까지 들어준 뒤 부드럽게 말했습니다.

"너무 걱정하지 마세요. '구조가 기능을 결정한다'는 말이 있는데, 뇌 역시 마찬가지예요. 뇌세포 구조만 바로잡아줘도 기억력과 집중력이 되살아날 수 있어요."

M씨는 고개를 갸우뚱했지만, 저는 이내 뇌의 놀라운 회복력에 대한 이야기로 설명을 이어갔습니다.

뇌세포막 인지질: '기억의 벽돌'을 쌓는 구조

저는 뇌세포를 전구에 비유했습니다.

"전구 안 필라멘트가 끊어지면 불이 들어오지 않죠. 뇌세포도 마찬가지예요. 세포막 구조가 무너지면 신호 전달에 문제가 생깁니다."

뇌세포막은 뉴런을 감싸 보호하는 일종의 '문지기'입니다. 이 막의 주요 구성 성분은 인지질이라 불리는 특별한 지방입니다.

물과 기름의 성질을 동시에 지닌 인지질은 세포막의 이중층을 형성합니다. 이 구조 덕분에 신경세포 사이에 신호가 원활하게 전달되고, 기억이 형성되는 기반이 마련됩니다. 학습과 기억의 핵심인 시냅스 가소성(뇌 신경망이 학습을 통해 변화하고 강화되는 능력)도 이러한 인지질 구조 덕분에 가능하죠. 결국 뇌세포막이라는 구조가 제대로 갖춰져 있어야 기억력과 집중력은 물론 우리의 감정까지도 제 기능을 할 수 있다는 뜻입니다.

구조가 무너지면 기능도 흔들린다

하지만 나이가 들고 스트레스가 쌓이면, 이 구조는 큰 타격을 입습니다. 인지질이 손상되면 세포막이 점차 경직되어 유동성이 떨어집니다. 그러면 신경 신호 전달에도 '잡음'이 끼기 시작하죠. 저는 이런 상태를 낡은 전선의 피복에 비유했습니다.

"전선이 낡아 피복이 벗겨지면 스파크가 튀잖아요. 뇌세포막도 마찬가지예요. 손상되면 뉴런 간의 대화에 오류가 생깁니다."

이렇게 되면 결국 기억력 감퇴, 집중력 저하, 그리고 감정의 불안정으로 이어집니다.

뇌는 다시 배울 수 있다: 구조 회복의 가능성

다행히 뇌는 생각보다 회복력이 뛰어난 기관입니다. 신경세포의 수는 줄어들 수 있지만 신경망은 다시 연결될 수 있습니다. 이를 뇌의 가소성이라 부릅니다. 망가진 신경 회로도 적절한 자극과 영양을 공급하면 다시 복구할 수 있는 것이죠.

"지금 선생님의 뇌세포막도 영양만 잘 공급해주면, 다시 튼튼하게 재건할 수 있어요. 쓰러진 벽돌을 하나씩 다시 쌓아 올리듯이요."

M씨는 비로소 안도의 한숨을 내쉬었습니다. 뇌의 구조가 무너졌다면 다시 쌓아 올리면 될 일이라고 여겼기 때문입니다.

뇌 구조를 회복하는 다섯 가지 영양소

약사로서 저는 뇌 구조 회복에 도움이 되는 다섯 가지 핵심 영양소를 추천했습니다. 이들 모두 뇌 인지질과 세포막의 회복을 도와주는 성분들로, 효능이 과학적 연구로 뒷받침되어 있습니다.

- **포스파티딜세린(PS)**: 뇌세포막의 주요 인지질로서 세포막의 유연성을 유지하고 신경 신호 전달을 원활하게 해줍니다. 여러 연구를 통해 기억력 개선과 스트레스 완화 효과가 입증되었으며, 음식이나 보충제를 통해 충분히 섭취할 수 있습니다.
- **NT 팩터 (인지질 복합체)**: 손상된 세포막을 복구하도록 고안된 특수 인지질 복합체입니다. 세포 에너지를 회복시키고 브레인 포그를 개선하는 데 효과적입니다.
- **콜린 알포세레이트**: 기억과 집중에 관여하는 신경전달물질인 아세틸콜린의 생성을 늘려 기억력과 집중력을 향상시키고, 세포막 형성에도 기여합니다. 치매나 뇌졸중 후유증 환자 대상 연구에서도 그 효과가 입증된 성분입니다.
- **오메가-3 지방산 (DHA/EPA)**: 뇌의 회백질을 구성하는 중요한 성분으로서 세포막의 유연성을 유지하고 항염 효과를 발휘합니다. 특히 뇌 속 DHA 수치가 높을수록 기억력과 해마(뇌의 기억 중추) 기능이 뛰어나다는 연구 결과도 있습니다.

- **은행잎 추출물**: 뇌혈류를 개선하고 강력한 항산화 작용을 통해 인지 기능 향상과 기분 안정에 도움을 줍니다. 단, 혈액 응고에 영향을 줄 수 있으므로 복용 시 주의가 필요합니다.

두 달 후, M씨에게 찾아온 변화

두 달 후, M씨는 예전보다 훨씬 밝은 얼굴로 다시 약국을 찾았습니다. 그는 활짝 웃으며 말했습니다. "요즘 아침마다 머리가 맑고, 회의 시간에도 기억이 또렷해요. 뭔가 두뇌에 맑은 하늘이 열린 느낌이에요." M씨는 조언대로 포스파티딜세린(PS)과 오메가-3를 꾸준히 챙겨 먹었고, 생선과 견과류도 자주 섭취했습니다.

그 결과 기억력뿐만 아니라 잃었던 자신감까지 되찾았으며, 가족들 역시 "요즘 말이 많아졌다"며 함께 기뻐했습니다. 저 또한 흐뭇하게 고개를 끄덕였습니다. M씨가 이뤄낸 변화는 단순한 '보조제 효과'가 아니라 뇌 구조 회복의 결과였습니다. 구조가 회복되자 기능도 자연스럽게 되살아난 것입니다.

당신의 뇌도 다시 살아날 수 있습니다

기억력 감퇴, 집중력 저하, 우울감… 이 모든 증상이 꼭 단순한 노화 때문만은 아닙니다. 어쩌면 뇌세포막이라는 구조가 무너졌기 때문일 수 있습니다. 그리고 그 구조는 다시 세울 수 있습니다. 오늘 내가 먹는 음식 한 끼, 그리고 내가 챙기는 영양소 한 스푼. 이 작은 선택들이 뇌의 구조를 회복시키는 첫 번째 벽돌이 될 수 있습니다.

우리의 뇌는 평생 끝까지 변화할 수 있는 살아있는 생명체입니다. 그러니 이제 너무 걱정하지 마세요. 조금씩 뇌 구조를 회복해 나가다 보면 머릿속에 맑은 하늘이 다시 펼쳐질 날이 반드시 올 겁니다. 당신의 뇌는 아직 늦지 않았습니다.

오늘도 당신의 회복을 진심으로 기도합니다.

8-4
몸이 아프다면 구조를 먼저 살피세요
MSM과 결합조직 회복 이야기

—

 중년의 직장인 O씨는 몇 년째 무릎 통증과 어깨 결림으로 고생하고 있었습니다. 병원에서 약을 처방받아 먹고 물리치료도 꾸준히 받아봤지만, 계단만 오르면 무릎은 어김없이 붓고 통증이 뒤따랐습니다.

 약사인 저는 O씨와 상담하던 중, 이분의 통증 배후에 숨어 있는 중요한 단서를 발견했습니다. 바로 결합조직의 약화였습니다. 사람들은 흔히 통증의 원인을 근육이나 뼈, 관절에서 찾습니다. 그러나 근육과 관절을 떠받치는 인대, 힘줄, 연골, 근막 같은 결합조직은 보이지 않는 토대인 만큼 그 중요성을 간과하기 쉽지요.

저는 O씨에게 이렇게 설명해 드렸습니다.

"결합조직이 회복되어야 근육도, 관절도, 뼈대도 기능을 합니다. 구조가 튼튼해야 기능이 살아납니다."

O씨는 고개를 끄덕이며 말했습니다.

"아, 겉만 고치려 했지, 뿌리를 보진 않았군요."

이처럼 겉만 치료해서는 통증을 완전히 해결하기 어렵습니다. 결국 통증의 뿌리인 결합조직을 바로잡아야 합니다.

결합조직: 몸을 받치는 보이지 않는 토대

결합조직은 말 그대로 우리 몸을 받쳐주는 '구조적 틀'입니다. 가장 핵심적인 성분은 콜라겐인데, 피부, 뼈, 힘줄, 연골, 혈관 등 거의 모든 조직에서 발견됩니다. 콜라겐은 조직에 강한 인장력(잡아당기는 힘)을 부여하여 건물로 치면 철근 같은 역할을 합니다. 콜라겐 섬유가 촘촘히 엮여 있어야 우리 몸의 각 조직이 탄탄하게 제자리를 지킬 수 있습니다.

또한 **근막**^{fascia}이라고 불리는 얇은 막이 온몸의 근육과 장기, 신경을 감싸며 윤활과 보호 역할을 합니다. 이 근막이 두꺼워지고 뻣뻣해지면 근육이 움직일 때마다 마찰이 커지고 유연성이 떨어져 통증도 쉽게 유발됩니다. 인대는 뼈와 뼈를 이어 관절을 안정시키고, 힘줄은 근육의 수축력을 뼈로 전달합니다. 모두 콜라겐과 엘라스틴으로 구성된 질긴 결합조직이죠. 보이지 않는 이러한 구조들이 튼튼해야 우리가 자유롭게 걷고 움직이며 통증 없이 생활할 수 있습니다.

MSM: 결합조직 회복을 돕는 식이유황

MSM^{Methylsulfonylmethane}, 즉 식이유황은 결합조직 회복에 특히 도움이 되는 영양소입니다. MSM은 천연 유기황 화합물로서 우리 몸에 황을 공급해 줍니다. 황은 콜라겐과 케라틴을 합성하는 데 꼭 필요한 원소입니다. 쉽게 말해 MSM은 인대나 연골, 피부 등을 형성하는 재료가 되어 줍니다.

뿐만 아니라 MSM은 강력한 항염 작용도 가지고 있습니다. 염증을 일으키는 신호를 차단하고, TNF-α와 IL-6 같은 염증성 사이토카인(염증 유발 물질)의 분비를 줄여줍니다. 그 결과 관절 통증과 부기, 뻣뻣함을 줄이는 데 큰 도움이 됩니다.

실제 상담에서 확인한 MSM의 효과

제 약국에서 상담한 실제 사례를 통해 MSM의 효과를 확인해보겠습니다.

【사례 1】 - 계단이 두렵던 무릎

50대 여성은 오랫동안 무릎 통증과 붓기로 고생했습니다. 진통제에 의존해 버텼지만 근본적인 변화는 없었고, 계단만 올라가면 통증과 부기가 더 심해졌습니다. 그러던 중 MSM, 콜라겐, 글루코사민, 비타민 C 등이 함유된 관절 복합 영양제를 복용한 지 3개월 만에 무릎 통증과 부기가 눈에 띄게 줄었습니다. "앉았다 일어날 때마다 '악' 소리가 날 정도였는데, 이제는 일상생활이 한결 편해졌어요." 그녀는 밝은 얼굴로 이렇게 말했습니다.

【사례 2】 - 여행을 다시 시작한 방광

40대 후반의 여성은 원인 불명의 만성 방광염으로 하루에도 수십 번 화장실에 가야 했습니다. 칼로 베이는 듯한 날카로운 통증은 그녀의 일상마저 무너뜨렸습니다. MSM과 아연, 한방 생약 성분이 들어간 배뇨 보조제를 복용한 지 두 달 만에 소변 횟수와 통증이 크게 줄었습니다. 얼굴에 웃음이 돌아온 그녀는 이렇게 말했습니다. "예전에는 여행을 상상도 못 했는데, MSM 덕분에 다시 자유로워졌어요."

함께 섭취하면 좋은 결합조직 영양소

MSM을 중심으로 결합조직을 회복하려면 다른 영양소들과 함께하는 것이 중요합니다. 다음과 같은 영양소들을 함께 섭취하면 더욱 큰 시너지 효과를 볼 수 있습니다.

- **콜라겐 + 비타민 C**: 콜라겐을 합성하고 유지하는 데 꼭 필요한 조합입니다. 함께 섭취하면 피부, 연골, 인대의 회복을 촉진합니다.
- **칼슘 + 비타민 D와 K2**: 뼈를 튼튼하게 하고 칼슘이 뼈에 잘 흡수되도록 돕는 조합입니다.
- **마그네슘**: 근육을 이완시키고 신경을 안정시키며, 비타민 D 활성화에도 관여합니다.
- **아연**: 상처 회복과 콜라겐 합성을 돕고 면역 기능 및 항산화 작용을 강화해 줍니다.
- **히알루론산**: 관절에 윤활유 역할을 하여 연골 사이의 마찰을 줄이고, 피부에 수분을 공급해 탄력을 유지시켜 줍니다.

결국 건강한 결합조직은 하나의 성분만으로 이루어지지 않고 다양한 영양소의 협업으로 이루어집니다. 그중에서도 MSM은 구조 재건의 핵심 재료이자 강력한 항염의 방패로서 중심축 역할을 합니다.

구조가 바로 서면, 삶도 바로 선다

결합조직이 회복되면 몸에는 놀라운 변화가 찾아옵니다. 무릎 통증이 줄고 허리가 한층 유연해지며, 구부정했던 자세가 바로 잡힙니다. 무엇보다 몸이 가뿐해지면서 삶에 활력이 생깁니다. 통증이 줄어드니 그동안 포기했던 취미 생활도 다시 시작할 수 있고, 피로가 사라지니 일에 몰입할 수 있는 에너지도 되살아납니다.

무너졌던 구조가 다시 세워지면 몸은 본래의 기능을 되찾게 됩니다. 그리고 많은 분들은 입을 모아 말합니다.

"통증만 사라진 게 아니라, 나 자신을 되찾은 기분이에요."

오늘도 저는 약국을 찾는 분들께 조용히 권합니다. 당장의 통증만 약으로 억누르려고 하지 말고, 그 아래 숨어 있는 '구조'를 회복해보세요. 결합조직을 살리는 작은 실천이 여러분의 몸과 삶에 '바로 선 변화'를 가져다줄 것입니다.

에필로그

—

회복은 수치가 아니라 루틴에서 시작된다

"정말 이상해요. 병원 검사 결과는 전부 정상이라는데, 왜 이렇게 아프죠?"

약국에서 가장 자주 듣는 질문 중 하나입니다. 몸은 분명 피곤하고 무겁게 느껴지는데, 병원에서는 "정상"이라는 말을 반복합니다. 그럴 때마다 저는 이렇게 말씀드립니다.

"정상 수치가 당신의 몸 상태를 전부 설명해주진 않습니다.

지금 당신의 몸이 간절히 원하는 건 '회복'이에요."

당신은 고장 난 물건이 아닙니다. 다만 오랫동안 과로와 스트레스에 시달리며, 제대로 된 돌봄을 받지 못한 몸일 수 있습니다. 현대의료는 '질병을 진단하고 치료하는 일'에 집중합니다. 그러나 진짜 '건강의 회복'은 병원이 아닌 일상 속에서 이루어집니다. 식단, 수면, 운동, 스트레스 해소, 그리고 부족한 영양소의 보충. 이 모든 요소는 단순한 관리가 아니라, 지친 몸을 다시 일으키는 회복의 조건입니다.

그러한 회복의 길을 체계화하고자 만든 것이 바로 이 책에서 소개한 ABCSTEP 7단계입니다. ABCSTEP은 복잡한 증상을 해석하고, 일상에서 적용할 수 있는 루틴을 설계하는 데 도움을 주는 기능약학 기반 회복 모델입니다.

ABCSTEP: 몸을 다시 살리는 7가지 단계

- **A (흡수, Absorption)**: 위장과 소화기관의 건강을 회복하여 몸이 섭취한 영양소를 제대로 흡수할 수 있도록 합니다. 모든 회복은 '들어오는 것'부터 시작됩니다.

· B (**면역**, Body Immunity): 면역 방어력을 강화하고, 동시에 과도한 염증 반응을 조절하여 자가면역성 피로와 면역 과잉의 균형을 맞춥니다.

· C (**해독**, Clean Detox): 간, 신장, 림프 등을 통해 체내에 축적된 노폐물과 독소를 배출하고, 전신 염증 부담을 줄입니다.

· S (**소통**, Signal Communication): 호르몬과 신경전달물질의 신호 체계 균형을 회복합니다. 특히 코르티솔, 인슐린, 세로토닌, 멜라토닌 같은 주요 신호 분자들의 흐름을 바로잡습니다.

· T (**수송**, Transport): 혈액순환과 림프 흐름을 개선하여 산소와 영양소가 전신에 원활히 공급되도록 합니다. 이 흐름이 막히면 세포가 제 역할을 하지 못합니다.

· E (**에너지**, Energy): 세포 속 미토콘드리아에서 ATP를 효율적으로 생성할 수 있게 하여 몸에 활력을 되찾게 합니다. 활력이란 결국 세포 에너지의 총합입니다.

• P (구조, Physical Structure): 자세와 관절, 근육의 정렬을 통해 신체 구조를 바로잡고 신경·혈관·림프의 통로를 열어 기능이 온전히 작동하도록 합니다.

이 일곱 단계는 단순히 치료가 아닌 회복을 위한 전략입니다. 약을 줄이고 루틴을 늘리는 이 과정이 생소하게 느껴질 수도 있지만, 실제로 수많은 환자들과 함께한 현장에서 저는 분명한 변화를 목격해 왔습니다.

물론 많은 분들이 여전히 "A라는 증상이 있으면 B라는 약을 먹으면 되지 않나요?" 하고 묻습니다. 예를 들어 "만성 피로엔 이 약, 노화에는 저 영양제"와 같은 공식을 기대하지요. 하지만 현실은 그렇게 단순하지 않습니다.

염증, 스트레스, 환경 독소, 고혈압, 고혈당, 고지혈, 장누수, 호르몬 교란, 미토콘드리아 기능 저하… 이 모든 것들이 동시에 작용해 DNA 발현과 대사 시스템을 교란시킵니다. 이런 복합성을 한두 가지 약이나 보충제로 해결하기는 어렵습니다.

최근 '노화의 치료'를 주제로 열린 세미나에서 하버드 의대 유전학자 데이비드 싱클레어 박사의 이야기가 화제가 된 바 있습니다. 그는 『노화의 종말Lifespan』이라는 저서를 통해 "노화는 질병이며, 치료할 수 있다"고 주장합니다. NMN, 메트포르민, 레스베라트롤, 라파마이신과 같은 보조제를 활용하고, 공복 유지·저열량 식사·간헐적 단식·추위 노출 등의 루틴을 통해 세포의 노화 속도를 늦출 수 있다는 것이지요.

저 역시 이 접근에 부분적으로 동의합니다. 하지만 저는 섣불리 "이것 하나만 드시면 젊어집니다"라고 말하지는 않습니다. 왜냐하면 노화를 앞당기는 인자들이 너무나 복잡하고 다양하기 때문입니다. 단 하나의 물질로는 이 모든 메커니즘을 바꿀 수 없습니다.

"A라면 B" 식의 방식은 이해하기 쉽고, 비용 부담도 적으며, 때때로 즉각적인 효과를 줍니다. 그러나 그 이면에는 내 몸의 다층적인 생물학을 간과한다는 치명적인 함정이 있습니다. 주증상이 완화된다고 해서 반드시 몸이 회복된 것은 아닙니다. 뿌리가 해결되지 않으면 그 증상은 다시 다른 모습으로 나타나기 마련이지요.

그래서 저는 약국에서 환자 한 분 한 분의 이야기를 들으며 기능약학의 ABCSTEP을 적용합니다. 그리고 가능한 한 증상의 뿌리를 찾아 생활 루틴과 영양소 개선을 권합니다. 때로는 "왜 이렇게 복잡하냐"는 반응도 듣지만, 저는 언제나 '근본적 회복'이라는 목표를 포기하지 않습니다.

이 책을 덮는 지금, 단 하나만이라도 실천해보시길 권합니다.

- 잠들기 전, 스마트폰을 잠시 내려놓고 5분간 조용히 눈 감기
- 점심 후 10분간 가볍게 걷기나 스트레칭 하기
- 오늘 저녁, 야식 대신 채소 반찬을 하나 더 추가해보기

이런 작은 실천 하나하나가 모여 결국 몸의 흐름과 회복력을 바꾸는 힘이 됩니다. 몸은 생각보다 훨씬 더 유연하고 회복력이 강한 존재입니다.

저는 항상 이렇게 믿습니다.

"가장 건강한 사람은 병원에 갈 일이 없는 사람이다."

당신도, 저도 이 문장을 스스로 증명해낼 수 있다고 믿습니다. 혹시 10년, 20년 전에 이 모든 것을 알았다면 지금보다 더 건강하게 살 수 있었겠지만, 깨달음은 지금 이 순간부터도 충분히 의미가 있습니다. 회복은 언제 시작하든 늦은 법이 없습니다.

약사인 제가 할 수 있는 일은 당신의 몸이 보내는 신호에 귀 기울이고, 거기에 맞는 루틴과 보충 전략을 함께 고민하는 것입니다. 하지만 그 '진짜 실행'은 오롯이 당신의 손에 달려 있습니다.

이 책을 읽은 지금 이 순간부터, 내 몸을 위한 작은 노력이 곧 "건강한 노후, 활력 있는 인생"으로 이어질 것입니다. 끝까지 함께해주셔서 감사합니다.

약은 시작입니다.
당신의 루틴이 보약입니다.
여러분 모두 건강하세요.

기능약학 1호 약사, 박일섭

참고문헌

- 제프리 블랜드, 『질병은 없다』, 이재석 옮김, 박춘묵 감수(정말중요한, 2024).

- 스티븐 R. 건드리, 『플랜트 패러독스: 우리가 건강해지려고 먹는 '식물들'의 치명적인 역습 The Plant Paradox』이영래 옮김, 양준상 감수(쌤앤파커스, 2018).

- 스티븐 R. 건드리, 『오래도록 젊음을 유지하고 건강하게 죽는 법: 장수의 역설 The Longevity Paradox: How to Die Young at a Ripe Old Age』, 박선영 옮김, 이용승 감수(브론스테인, 2019).

- 정가영, 『면역력을 처방합니다: 매번 먹는 진통제보다 강력한 면역 치료법』(라온북, 2019).

- 정가영, 『병원에 가면 정상이라는데 왜 자꾸 아플까』(알에이치코리아(RHK), 2022).

- 벤 린치, 『유전자 클린 혁명: 원인치료와 백년건강을 위한 획기적 자가 치유 프로그램 Dirty Genes』, 엄성수 옮김, 김영준 감수(쌤앤파커스, 2019).

- 데이비드 A. 싱클레어, 매슈 D. 러플랜트, 『노화의 종말: 하버드 의대 수명 혁명 프로젝트 Lifespan: Why We Age—and Why We Don't Have To』, 이한음 옮김(부키, 2020).

- 박용우, 『내 몸 혁명: 뱃살과 질병 없이 살려면 숫자보다 몸을 바꿔라』(루미너스, 2024).

- 조한경, 『환자 혁명: 약과 병원에 의존하던 건강 주권을 회복하라』(에디터, 2017).

건강한 사람들의 7가지 습관

발행일	2025년 8월 20일 초판 1쇄
지은이	박일섭
펴낸이	황준연
편집인	오형석
펴낸곳	작가의 집
출판사등록	2024.2.8(제2024-9호)
주소	제주도 제주시 화삼북로 136, 102-1004
이메일	huang1234@naver.com
연락처	010-7651-0117
홈페이지	https://class.authorshouse.net
ISBN	979-11-94947-21-9(13510)

· 이 책은 저작권법에 의하여 보호를 받는 저작물이므로 무단 전재와 복제를 금합니다.
· 파본은 구입하신 서점에서 교환해드립니다.